人体经络穴位图册

（精绘大图版）

马增斌 主编

中国轻工业出版社

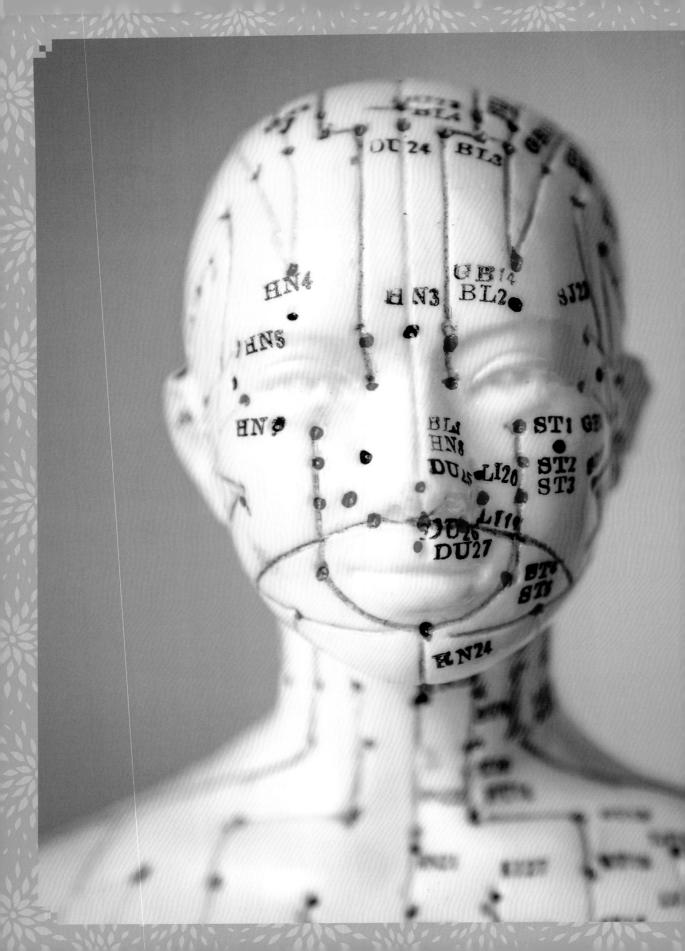

前言

　　穴位，学名腧穴，主要是指人体脏腑经络气血输注于体表的特殊部位，其既是病症的反应点，又是我们针灸推拿的刺激点。中医可以通过推拿、针灸、艾灸等方式刺激相应的穴位治疗疾病。但如何能快速找到穴位并准确取穴是提高防治病症疗效的重要前提。

　　人体穴位仅在经络上的就有 360 多个，此外还有其他一些穴位，比如耳穴、经外奇穴。如果不掌握技巧，穴位的记忆确实比较困难，但是一旦掌握了方法，也很简单。

　　本图册图文并茂地介绍了十四经脉、常用奇穴的主治、定位取穴、简易找穴、保健按摩等内容，旨在面向广大中医爱好者，从专业角度深入浅出进行讲解，摒弃深奥晦涩的术语，贴心地教会读者如何取穴；另外还配有人体骨骼图和人体肌肉图，让取穴更直观和精准，让读者一看就懂、一学就会；大图、大字号的设计风格，让中老年读者看得更清楚。

　　希望读者关注中医养生之法，通过疏通经络来提高健康水平，每个人都可以成为自己健康的调理师。

目录

第八章
足少阴肾经　　72

第九章
手厥阴心包经   **80**

第十章
手少阳三焦经   **84**

第十一章
足少阳胆经   **92**

第十二章
足厥阴肝经　104

第十三章
任脉　110

第十四章
督脉 116

第十五章
经外奇穴 124

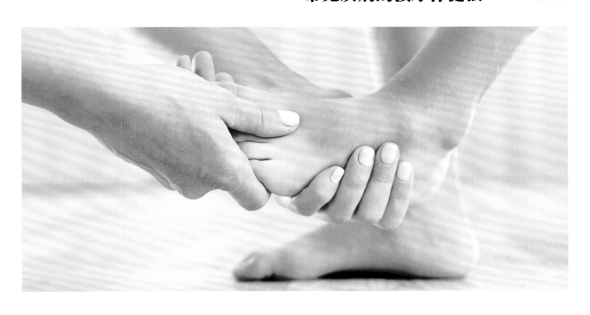

经络是五脏六腑的镜子

什么是经络

经络是经脉和络脉的总称，是运行气血，联系脏腑和体表及全身各部位的通道，是人体功能的调控系统。分布在人体头面、四肢、躯干、内脏各个部位。如果把人体比作大地，经络则是大地上纵横交错的江河溪流。江河溪流不通或者水少，则下游土地干涸，土地不得滋养。同理，相关经络不通或气血不足，则所属经筋皮部不得濡养，肌骨疼痛，病症丛生。经络气血妄行，离经成瘀，躯体受病。

经络联系脏腑、沟通内外

经络沟通于脏腑与体表之间，将人体脏腑、组织器官联系成为一个有机的整体。中医把人体内脏统称为五脏六腑，心、肝、脾、肺、肾是五脏，小肠、胆、胃、大肠、膀胱、三焦为六腑。五脏六腑通过经络相互连接，相互影响。

经络系统组成

经络由经脉和络脉组成，经脉包括十二经脉和奇经八脉，以及附属于十二经脉的经别、经筋、皮部。十二经脉是经络系统的主体，包括手三阴经（手太阴肺经、手厥阴心包经、手少阴心经）、手三阳经（手阳明大肠经、手少阳三焦经、手太阳小肠经）、足三阳经（足阳明胃经、足少阳胆经、足太阳膀胱经）、足三阴经（足太阴脾经、足厥阴肝经、足少阴肾经），也称为"十二正经"。

奇经八脉是督脉、任脉、冲脉、带脉、阴维脉、阳维脉、阴跷脉、阳跷脉的总称。冲、带、跷、维六脉腧穴都寄附于十二经与任、督脉之中，只有任、督二脉有其所属腧穴，故与十二经相提并论，合称为"十四经脉"。

十二经脉循环流注顺序

　　流注，是人身气血流动不息，向各处灌注的意思。经络是人体气血运行的通道，而十二经脉则为气血运行的主干道。气血在十二经脉内流动不息，循环灌注，分布于全身内外上下，构成了十二经脉的气血流注。

　　十二经脉中的气血运行是依次循环贯入的，始于手太阴肺经，终于足厥阴肝经，再复注于手太阴肺经，首尾相贯，如环无端，将气血送到内五脏六腑，外皮毛筋骨，以营养全身。

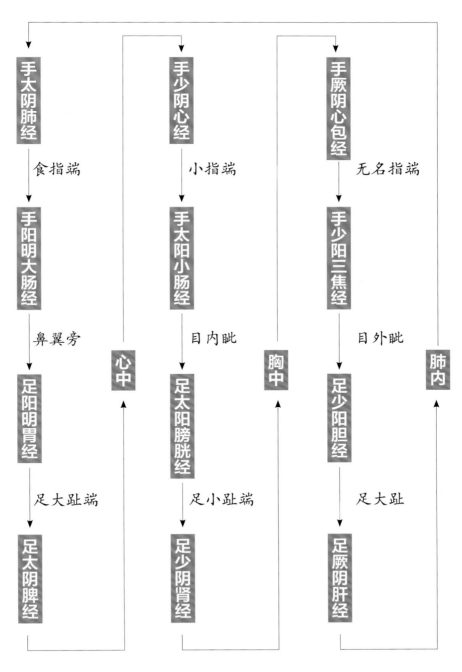

快速精准找穴位

每个穴位都有一定的位置，取穴只有准确，并采用正确的按摩方法，才能达到防病治病的良好效果。取穴一般可分为经验取穴法、体表标志法、指寸取穴法、骨度分寸法等。

经验取穴法（即简易取穴法）

这是人们在长期实践中积累的取穴法，此法简便易行，如直立垂手，中指指端即为风市穴；两手虎口自然平直交叉，在食指指端即为列缺穴；半握拳，以中指的指尖切压在掌心的第 1 横纹上为劳宫穴等。

体表标志法

这是根据人体的一些自然条件来做定穴的一种标准，分为固定标志和活动标志两类。以体表某些标志如五官、毛发、指甲、乳头、肚脐或关节、肌肉等活动时产生的孔隙、凹陷等来作为依据，去找穴位，这样的取穴方法就是体表标志法。通常较多采用此法取的穴位，如印堂穴，在两眉中间；膻中穴，在两乳头水平连线中点；取耳门穴、听宫穴、听会穴等应张口取穴。

指寸取穴法

这是以手指尺寸为标准来测量取穴的一种方法。其意义在于以本人的手指关节长度作为度量单位，每个人的身高比例同手指关节成正比。用手指关节测量穴位不但简便易行，且有一定的准确性，适用于不同身高的人。

拇指同身寸：以自己拇指第一关节的宽度为 1 寸。（见下图①）

中指同身寸：以自己中指指节桡侧两端横纹之间的距离为 1 寸。（见下图②）

横指同身寸：将自己的食指、中指、无名指、小指并拢，以中指中节关节横水平纹为标准，四指的宽度为 3 寸。（见下图③）

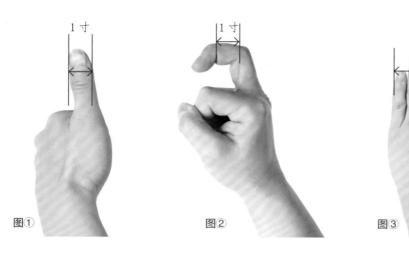

图①　　　　　图②　　　　　图③

骨度分寸法

这是一种以骨节为主要标志来测量全身各部大小、长短，并依其比例折算尺寸以作为定穴标准的方法。将人体各部位分成若干等份，每一等份作为 1 寸作为量取穴位的标准，因此不论患者为成人、小孩，或体形高矮胖瘦均适用，很好地解决了在不同人身上定穴的难题。

部位	起止点	骨度（寸）	度量
头面部	前发际正中至后发际正中	12	直寸
	眉间（印堂）至前发际正中	3	直寸
	第七颈椎棘突下（大椎）至后发际正中	3	直寸
	前额两发角（头维）之间	9	横寸
	耳后两乳突（完骨）之间	9	横寸
胸腹胁部	胸骨上窝（天突）至胸剑联合中点（歧骨）	9	直寸
	胸剑联合中点（歧骨）至脐中	8	直寸
	脐中至耻骨联合上缘（曲骨）	5	直寸
	两乳头之间	8	横寸
	腋窝顶点至第 11 肋游离端（章门）	12	直寸
背腰部	肩胛骨内缘至后正中线	3	横寸
	肩峰缘至后正中线	8	横寸
上肢部	腋前、后纹头至肘横纹（平肘尖）	9	直寸
	肘横纹（平肘尖）至腕掌（背）侧横纹	12	直寸
下肢部	耻骨联合上缘至股骨内上髁上缘	18	直寸
	胫骨内侧髁下方至内踝尖	13	直寸
	股骨大转子至腘横纹	19	直寸
	腘横纹至外踝尖	16	直寸

第一章 手太阴肺经

手太阴肺经，连络大肠，归属肺脏。肺脏主管人体的营气和呼吸系统，可改善咳喘、咳血、咽喉痛等肺系病症，并且达到清除肺部垃圾的作用，经常调理疏通肺经可保证肺部的正常工作，有效预防肺部疾病。

穴位数量 凡11穴，左右共22穴

穴位分布 分布在胸部的外上方，上肢的掌面桡侧和手掌及拇指的桡侧

拍打肺经可以改善呼吸系统症状

肺经循行入属肺脏，肺脏的疾病通过经脉影响肺经穴位的气血变化，我们也可以通过调节穴位的气血变化来治疗肺脏等呼吸系统病症。

中府 LU 1

【主　治】肺炎，哮喘，胸痛，支气管扩张，胸闷，咳嗽。

【定位取穴】在胸部，横平第1肋间隙，锁骨下窝外侧，前正中线旁开6寸。

【简易找穴】正立，双手叉腰，锁骨外侧端下方有一凹陷，该处再向下1横指即是。

【保健按摩】用食指、中指、无名指每日按摩左右中府各2次，每次3分钟，能有效缓解咳嗽、气喘、腹胀等症状。

云门 LU 2

【主　治】咳嗽，气喘，呕逆，胸中烦满，肩痛不可举，上肢麻木。

【定位取穴】在胸部，锁骨下窝凹陷中，肩胛骨喙突内缘，前正中线旁开6寸。

【简易找穴】正立，双手叉腰，锁骨外侧端下方的三角形凹陷处即是。

【保健按摩】用食指和中指按揉云门，以酸胀为度，每次按摩3分钟，每日2次，具有止咳平喘的作用，可辅助治疗咳嗽、气喘、胸痛、肩背痛。

天府 LU 3

【主　治】咳嗽，气喘，鼻出血，上臂内侧痛。

【定位取穴】在臂前部，腋前纹头下3寸，肱二头肌桡侧缘处。

【简易找穴】手臂向前平举，俯头，鼻尖接触上臂内侧处即是。

【保健按摩】用食指、中指揉按天府，每次左右各按3分钟，每日2次，具有调理肺气、舒经活络的作用，能治疗咳喘、鼻塞及过敏性鼻炎，对鼻部有一定的保健功能。

侠白 LU 4

【主　治】咳嗽，气喘，干呕，上臂内侧痛。

【定位取穴】在臂前部，腋前纹头下4寸，肱二头肌桡侧缘处。

【简易找穴】先找到天府，向下1横指处即是。

【保健按摩】按摩侠白能宣肺理气，宽胸和胃，还能改善因咳喘导致肺气虚而引起的心律过快、恐惧等。

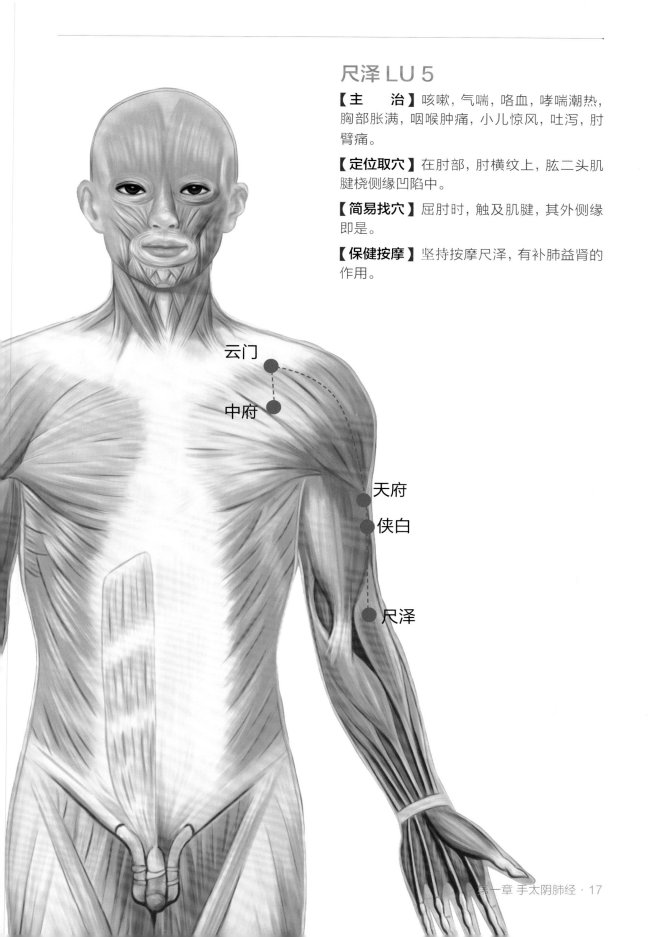

尺泽 LU 5

【主　治】咳嗽，气喘，咯血，哮喘潮热，胸部胀满，咽喉肿痛，小儿惊风，吐泻，肘臂痛。

【定位取穴】在肘部，肘横纹上，肱二头肌腱桡侧缘凹陷中。

【简易找穴】屈肘时，触及肌腱，其外侧缘即是。

【保健按摩】坚持按摩尺泽，有补肺益肾的作用。

云门

中府

天府

侠白

尺泽

孔最 LU 6

【主　治】咯血，咳嗽，气喘，咽喉肿痛，鼻出血，热病无汗，痔疮，肘臂痛。

【定位取穴】在前臂内侧面，腕掌侧远端横纹上 7 寸，尺泽与太渊连线上。

【简易找穴】手臂向前，仰掌向上，另一只手握住手臂中段处，拇指指甲垂直下压即是。

【保健按摩】坚持按摩孔最，每天 100~200 下，可调理肺气、清热止血，还可预防痔疮的发生。

列缺 LU 7

【主　治】咳嗽，气喘，咽喉肿痛，头痛项强，口眼㖞斜，遗尿，小便热，上肢不遂。

【定位取穴】腕掌侧远端横纹上 1.5 寸，拇短伸肌腱与拇长展肌腱之间，拇长展肌腱沟的凹陷中。

【简易找穴】两手虎口相交，一手食指压另一手桡骨茎突上，食指指尖到达处即是。

【保健按摩】坚持揉按列缺，每天 100~200 下，对于由于肾阳不足所引起的糖尿病、耳鸣、眼睛干涩有很好的调理作用。

经渠 LU 8

【主　治】咳嗽气喘，胸闷胸痛，咽喉肿痛，手腕痛，掌中热，落枕。

【定位取穴】在前臂内侧面，腕掌侧远端横纹上 1 寸，桡骨茎突与桡动脉之间。

【简易找穴】伸手，掌心向上，用一手给另一手把脉，中指所在位置即是。

【保健按摩】每天按摩经渠 100~200 下，能宣肺利咽，使呼吸轻松顺畅，对肺功能有很好的保健作用。

太渊 LU 9

【主　治】咳嗽，气喘，胸痛，咽喉肿痛，腕臂痛。

【定位取穴】在腕部，桡骨茎突与舟状骨之间，拇长展肌腱尺侧凹陷中。

【简易找穴】掌心向上，腕横纹外侧摸到桡动脉，其外侧即是。

【保健按摩】坚持按摩太渊，可以改善因肺部元气不足所引起的咳嗽、气喘、乏力、讲话有气无力等病症。

鱼际 LU 10

【主　治】咳嗽，咽干，咽喉肿痛，失音，掌中热，小儿疳积。

【定位取穴】在手外侧，第 1 掌骨桡侧中点赤白肉际处。

【简易找穴】一手轻握另一只手手背，弯曲拇指，指尖垂直下按第 1 掌骨中点肉际处即是。

【保健按摩】每天坚持按摩鱼际 100 下，可促进人体血液循环，预防感冒。

少商 LU 11

【主　治】咽喉肿痛，咳嗽，气喘，鼻出血，发热，中暑呕吐，中风昏迷，癫狂，小儿惊风，手指麻木。

【定位取穴】在手指，拇指末节桡侧，指甲根角侧上方 0.1 寸 (指寸)。

【简易找穴】一手拇指伸直，另手拇、食指轻握，拇指弯曲掐按伸直的拇指指甲角边缘处即是。

【保健按摩】中暑、中风昏迷时，可用指尖掐揉少商。

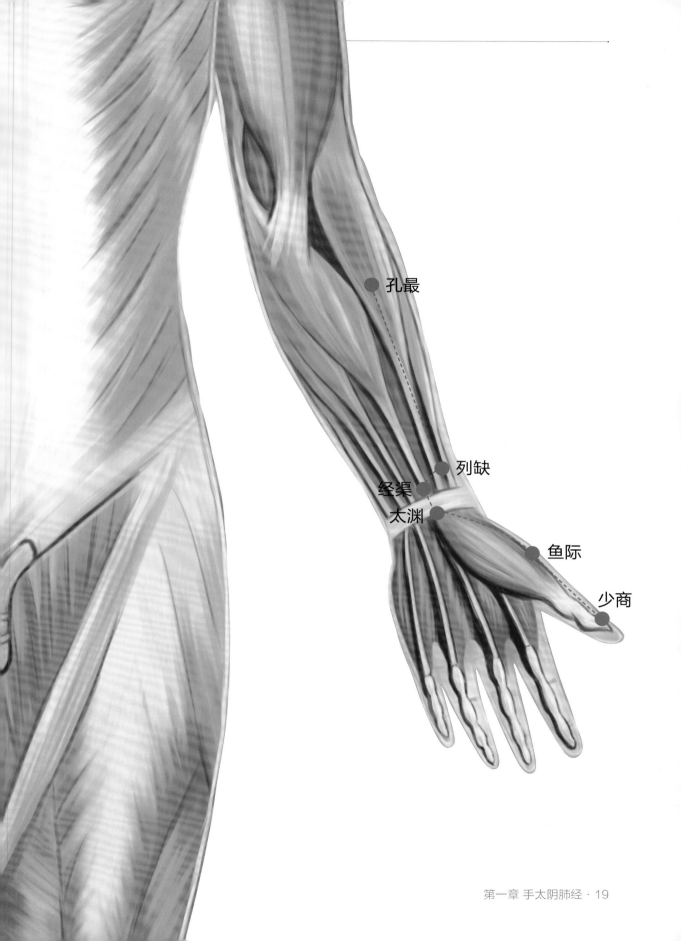

孔最

列缺

经渠

太渊

鱼际

少商

第二章 手阳明大肠经

手阳明大肠经，连络肺脏，归属大肠。主治头面五官疾患、咽喉病、热病、皮肤病、肠胃病、神志病等及经脉循行部位的其他病证。

穴位数量 凡20穴，左右共40穴

穴位分布 分布在食指、上肢外侧前、肩前、颈、颊、鼻旁

拍打大肠经通肠道

大肠经通畅，大肠的功能就好了，排泄正常，便秘和腹泻的概率就会降低；肺与大肠相表里，同时有关肺的问题，如咳喘、感冒、皮肤病等问题也就少了。

商阳 LI 1

【主　治】齿痛，咽喉肿痛，热病，昏迷，手指麻木。

【定位取穴】在食指末节桡侧，指甲根角侧上方0.1寸。

【简易找穴】食指末节指甲根角，靠拇指侧的位置。

【保健按摩】可以每天坚持揉按商阳100下，能旺盛大肠经的气血，调节消化功能，加快人体新陈代谢。

二间 LI 2

【主　治】身热头痛，咽喉肿痛，齿痛腮肿，口眼㖞斜，手指肿痛、麻木，咽炎，喉炎，扁桃体炎，目痛，牙痛，鼻出血，睑腺炎，肩周炎。

【定位取穴】在手指，第2掌指关节桡侧远端赤白肉际处。

【简易找穴】自然弯曲食指，第2掌指关节前缘，靠拇指侧，触之有凹陷处即是。

【保健按摩】每天坚持按揉二间100~200下，能够有效地防治咽喉肿痛及牙痛等病症。

三间 LI 3

【主　治】身热头痛，咽喉肿痛，口干齿痛，鼻出血，胸闷气喘，腹胀肠鸣，泄泻，肩臂疼痛，手指及手背肿痛，手指屈伸不利。

【定位取穴】在手背，第2掌指关节桡侧近端凹陷中。

【简易找穴】微握拳，食指第2掌指关节后缘，触之有凹陷处即是。

【保健按摩】坚持揉按三间，每天100下，可调和脾胃、改善消化不良等症状。

合谷 LI 4

【主　治】头痛，目赤肿痛，鼻出血，齿痛，口眼㖞斜，耳聋，发热恶寒，热病无汗或多汗，经闭，上肢疼痛，不遂。

【定位取穴】在手背，第1、第2掌骨之间，约平第2掌骨中点处。

【简易找穴】轻握拳，拇、食指指尖轻触，另手握拳外，拇指指腹垂直下压即是。

【保健按摩】坚持按压合谷，每次100下，有健脾胃的作用，对头痛、耳聋、视力模糊、失眠、神经衰弱等症有很好的调理保健功能。

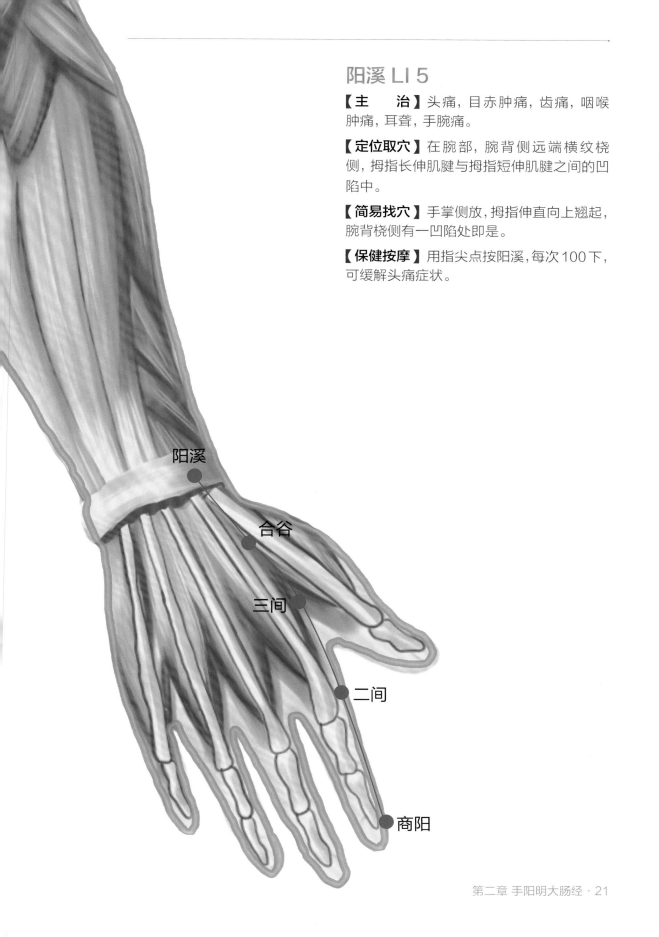

阳溪 LI 5

【主　治】头痛，目赤肿痛，齿痛，咽喉肿痛，耳聋，手腕痛。

【定位取穴】在腕部，腕背侧远端横纹桡侧，拇指长伸肌腱与拇指短伸肌腱之间的凹陷中。

【简易找穴】手掌侧放，拇指伸直向上翘起，腕背桡侧有一凹陷处即是。

【保健按摩】用指尖点按阳溪，每次100下，可缓解头痛症状。

阳溪

合谷

三间

二间

商阳

偏历 LI 6

【主　治】耳鸣，鼻出血，喉痛，目赤，手臂酸痛，腹部胀满，水肿。

【定位取穴】在前臂，腕背侧远端横纹上 3 寸，阳溪与曲池连线上。

【简易找穴】两手虎口垂直交叉，中指端落于前臂背面处有一凹陷即是。

【保健按摩】老年人每天坚持按压偏历，每次 100~200 下，可预防面部神经麻痹和脑中风。

温溜 LI 7

【主　治】口腔炎，舌炎，腮腺炎，扁桃体炎，面神经麻痹，下腹壁肌肉痉挛，前臂疼痛。

【定位取穴】在前臂，腕背侧远端横纹上 5 寸，阳溪与曲池连线上。

【简易找穴】先确定阳溪和曲池的位置，两者连线的中点处即是。

【保健按摩】鼻出血时，可用拇指压迫温溜，有止鼻血的作用。经常手凉、手心爱出汗的人可多按揉温溜。

下廉 LI 8

【主　治】腹痛，腹胀，腹中痞块，完谷不化，泄泻，头风，眩晕，目痛，唇干，流涎，气喘，上肢不遂，乳痛，网球肘，肘关节炎，肘臂痛。

【定位取穴】在前臂，肘横纹下 4 寸，阳溪与曲池连线上。

【简易找穴】侧腕屈肘，以手掌按另一手臂，拇指位于肘弯处，小指所在位置即是。

【保健按摩】坚持按揉下廉，以穴位有明显的酸痛感为度，能有效缓解腹痛、腹胀、上臂疼痛等病症。

上廉 LI 9

【主　治】腹痛，肠鸣，泄泻，头痛，头晕，半身不遂，手足不仁，手臂肩膀疼痛，膝肿，肩周炎，网球肘，脑血管病后遗症。

【定位取穴】在前臂，肘横纹下 3 寸，阳溪与曲池连线上。

【简易找穴】先找到阳溪、曲池，两者连线中点向上量取 4 横指处即是。

【保健按摩】一起按揉上廉和下廉，可清肠、治便秘。

手三里 LI 10

【主　治】肩臂痛麻，上肢不遂，腹痛，腹泻，齿痛，颊肿。

【定位取穴】在前臂，肘横纹下 2 寸，阳溪与曲池连线上。

【简易找穴】先找到阳溪、曲池，两者连线上曲池下 3 横指处即是。

【保健按摩】经常敲击手三里，可以改善手指、手腕疼痛的症状。

曲池 LI 11

【主　治】手臂痹痛，上肢不遂，热病，眩晕，腹痛，吐泻，咽喉肿痛，齿痛，目赤肿痛，隐疹，湿疹，瘰疬，癫狂。

【定位取穴】在肘部，尺泽与肱骨外上髁连线的中点处。

【简易找穴】屈肘成直角，先找到肘横纹终点，再找到肱骨外上髁，两者连线中点处即是。

【保健按摩】坚持按摩曲池，每次 100~200 下，可降血压，还能明目、开窍、醒神。

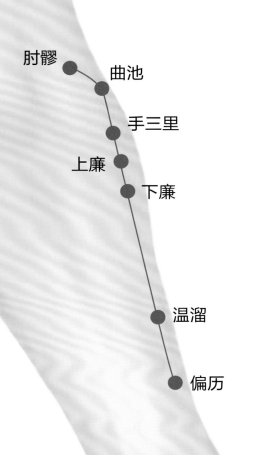

肘髎

曲池

手三里

上廉

下廉

温溜

偏历

肘髎 LI 12

【主　治】肘臂痛，麻木，肩周炎，肱骨外上髁炎。

【定位取穴】在肘部，肱骨外上髁上缘，髁上嵴的前缘。

【简易找穴】先找到曲池，向上量取 1 横指处即是。

【保健按摩】每天按揉肘髎，每次 100~200下，长期坚持可预防网球肘。

手五里 LI 13

【主　治】上肢不遂，肘臂疼痛，挛急，瘰疬，肺炎，扁桃体炎，胸膜炎，腹膜炎等。

【定位取穴】在臂部，肘横纹上 3 寸，曲池与肩髃连线上。

【简易找穴】手臂外侧曲池上 4 横指处。

【保健按摩】坚持按揉手五里，每次 100 下，能改善颈、肩、手臂的血液循环，对上肢有很好的保健作用。

臂臑 LI 14

【主　治】上肢瘫痪或疼痛，肩周炎，颅顶肌肉痉挛，眼病，颈淋巴结核，头痛。

【定位取穴】在臂部，曲池上 7 寸，三角肌前缘处。

【简易找穴】屈肘紧握拳，使三角肌隆起，三角肌下端偏内侧，按压有酸胀感处即是。

【保健按摩】坚持按揉臂臑，每次 100 下，可以防治各种原因引起的如畏光、焦灼感、沉重感、红肿疼痛等眼部疾病。

肩髃 LI 15

【主　治】肩臂挛痛，上肢不遂，隐疹，瘰疬。

【定位取穴】在肩峰前下方，当肩峰外侧缘前端与肱骨大结节之间凹陷处。

【简易找穴】正坐，屈肘抬臂与肩同高，另一手中指按压肩尖下，肩前呈现凹陷处即是。

【保健按摩】肩髃是治疗"五十肩"的特效穴，经常按揉对于肩膀的酸、疼、僵、硬等不适症状有很好的缓解作用。

巨骨 LI 16

【主　治】肩背疼痛，半身不遂，隐疹，瘰疬，肩关节周围炎。

【定位取穴】在肩部，锁骨肩峰端与肩胛冈之间凹陷中。

【简易找穴】沿着锁骨向外摸至肩峰端，再找背部肩胛冈，两者之间凹陷处即是。

【保健按摩】肩臂拘挛时，可用指腹按揉巨骨，直至患侧局部有酸麻感。

天鼎 LI 17

【主　治】咽喉肿痛，暴喑，气哽，喉中痰鸣，食饮不下，瘿气，瘰疬。

【定位取穴】在颈部，横平环状软骨，胸锁乳突肌后缘，扶突直下 1 寸处。

【简易找穴】先找到扶突，再找到锁骨上窝中央，两者连线中点处即是。

【保健按摩】老年人每天坚持按摩天鼎，每次 100~200 下，对咽喉和耳部有很好的保健作用，能缓解咽喉肿痛，预防听力减退。

扶突 LI 18

【主　治】咽喉肿痛，暴喑，吞咽困难，咳嗽，气喘，瘿气，瘰疬。

【定位取穴】在胸锁乳突肌区，横平喉结，当胸锁乳突肌的前、后缘中间。

【简易找穴】拇指弯曲，其余四指并拢，手心向内，小指放喉结旁，食指所在处即是。

【保健按摩】每天坚持按揉扶突 100~200 下，可预防落枕、咳嗽。

口禾髎 LI 19

【主　　治】鼻疮，息肉，鼻塞，鼻出血，鼻流清涕，牙关紧闭，口喎。

【定位取穴】在面部，横平人中沟上 1/3 与下 2/3 交点，鼻孔外缘直下。

【简易找穴】鼻孔外缘直下，平鼻唇沟上 1/3 人中处即是。

【保健按摩】经常用指腹按压口禾髎，以有酸痛感为宜，可辅助治疗过敏性鼻炎和慢性鼻炎等。

迎香 LI 20

【主　　治】鼻塞，鼻出血，口喎，面痒。

【定位取穴】在面部，鼻翼外缘中点，鼻唇沟中。

【简易找穴】双手轻握拳，食指和中指并拢，中指指尖贴鼻翼两侧，食指指尖处即是。

【保健按摩】伤风引起的流鼻涕、鼻塞，或者过敏性鼻炎，按摩迎香至发热，能缓解症状。

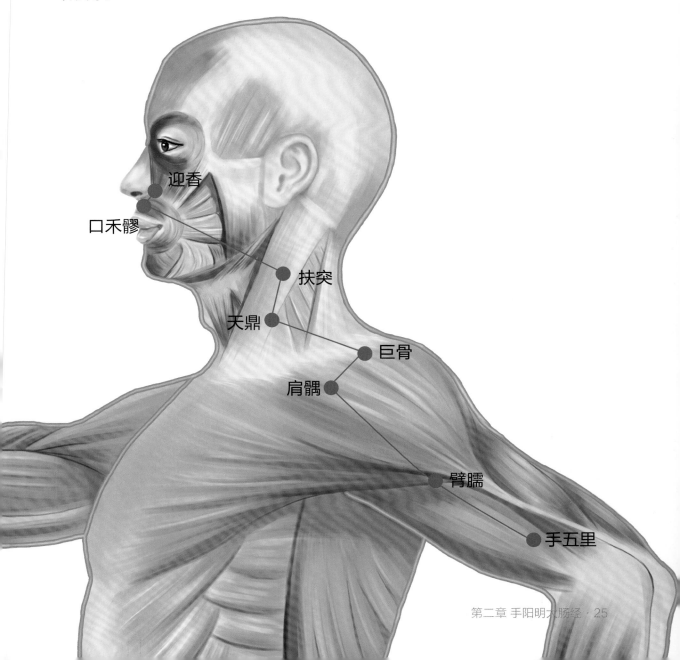

迎香　口禾髎　扶突　天鼎　巨骨　肩髃　臂臑　手五里

第三章 足阳明胃经

足阳明胃经，连络脾，归属胃。脾胃是人的"后天之本"，脾胃掌管着能量的吸收和分配，如果脾胃不好，人体的能量就会不足，从而导致很多脏腑气血不足，工作效率降低，或者干脆临时"停工"。如果人体五脏六腑都不能好好工作，短期内可以用人体储备的能量，然而长期下去就不够用了，疾病也就会接踵而来。由此看来，养好后天的脾胃非常重要。胃经气血畅足是人体健康的保证，通过刺激足阳明胃经的穴位，可以帮助调理肠胃功能。

穴位数量 凡45穴，左右共90穴

穴位分布 15穴分布于下肢的前外侧面，30穴在腹、胸部与头面部

拍打胃经

辰时（上午7~9点）气血流注胃经，此时除了应按时进食早餐外，还可循经按摩一下胃经，以活化胃经气血，增强消化系统功能。按摩胃经的目的是调节胃肠功能，敲打胃经，从锁骨下，顺着两乳，经过股部，到双腿正面，一直敲到脚踝，敲打力量以舒适为度。

承泣 ST 1

【主　治】近视，远视，夜盲，眼颤动，眼睑痉挛，角膜炎，视神经萎缩，眼睛疲劳，迎风流泪，老花眼，白内障，急慢性结膜炎，散光，青光眼，色盲，目赤肿痛，口眼㖞斜。

【定位取穴】在面部，眼球与眶下缘之间，瞳孔直下。

【简易找穴】食指和中指伸直并拢，中指贴于鼻侧，食指指尖位于下眼眶边缘处即是。

【保健按摩】每天坚持按摩承泣，可以疏通经络，减轻眼肌紧张和疲劳，改善眼部调节功能，预防近视眼。

四白 ST 2

【主　治】目赤痛痒，目翳，眼睑动，慢性结膜炎，角膜炎，近视，视神经萎缩，头面疼痛，头痛，目眩，口眼㖞斜，鼻炎，鼻旁窦炎，三叉神经痛。

【定位取穴】在面部，双眼平视时，瞳孔直下，当眶下孔凹陷处。

【简易找穴】食指和中指伸直并拢，中指指腹贴两侧鼻翼，食指指尖所按凹陷处即是。

【保健按摩】每天坚持按揉四白，每次100~200下，可以改善视力，防治各种眼部疾患。

巨髎 ST 3

【主　治】口眼㖞斜，鼻出血，齿痛，面部浮肿，面部皮肤干燥无弹性，黄褐斑，牙痛，牙周脓肿。

【定位取穴】在面部，瞳孔直下，横平鼻翼下缘，颧弓下缘凹陷处。

【简易找穴】直视前方，沿瞳孔直下垂直线向下，与鼻翼下缘水平线交点凹陷处即是。

【保健按摩】每天坚持按摩巨髎，能紧实脸部肌肤，消除脸颊浮肿，保持肌肤光滑润泽。

地仓 ST 4

【主　治】口角喝斜，齿痛，流涎，三叉神经痛，眼睑跳动，口渴，失音，目昏。

【定位取穴】在面部，当口角旁开 0.4 寸（指寸）。

【简易找穴】轻闭口，举两手，用食指指甲垂直下压唇角外侧两旁即是。

【保健按摩】长期按摩地仓有通经活络祛风的功效，有助于周围性面瘫患者的早期康复。

大迎 ST 5

【主　治】牙关紧闭，齿痛，面部蜂窝组织炎，眼睑痉挛，面肿，面瘫。

【定位取穴】在面部，下颌角前方，咬肌附着部前缘凹陷中，面动脉搏动处。

【简易找穴】正坐，闭口鼓气，下颌角前下方有一凹陷，下端按之有搏动感处即是。

【保健按摩】坚持按揉大迎，每次 100 下，可以促进面部血液循环，预防和调理三叉神经痛等面部疾病。

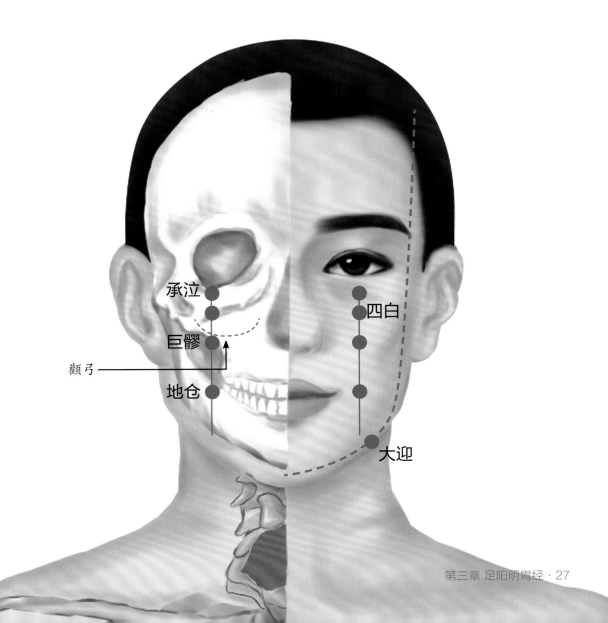

颊车 ST 6

【主　治】口眼㖞斜，面神经麻痹，腮腺炎，声嘶沙哑，颌颊炎，齿痛，面部痉挛。

【定位取穴】在面部，下颌角前上方 1 横指（中指）。

【简易找穴】上下牙关咬紧时，会隆起一个咬肌高点，按之有凹陷处即是。

【保健按摩】坚持揉按颊车，可辅助治疗腮腺炎、下颌关节炎等。

下关 ST 7

【主　治】耳聋，耳鸣，齿痛，口眼㖞斜，三叉神经痛，下颌疼痛，牙关紧闭，面痛，面瘫。

【定位取穴】在面部，颧弓下缘中央与下颌切迹之间凹陷处。

【简易找穴】闭口，食指和中指并拢，食指贴于耳垂旁，中指指腹处即是。

【保健按摩】每天坚持按揉下关 100~200 下，可辅助治疗口眼㖞斜。

头维 ST 8

【主　治】偏、正头痛，目眩，迎风流泪，眼睑动，视物不明，目痛，喘逆烦满，神经血管性头痛，面神经麻痹，精神分裂症，眩晕。

【定位取穴】在头部，额角发际直上 0.5 寸，头正中线旁开 4.5 寸处。

【简易找穴】在头部，额角发际直上半横指，头正中线旁开 6 横指。

【保健按摩】每天用指腹按揉头维 100~200 下，可辅助治疗卒中后遗症、高血压等。

人迎 ST 9

【主　治】咽喉肿痛，高血压，头痛，瘰疬，饮食难下，胸满气逆，呼吸喘鸣，瘿气支气管哮喘，扁桃体炎，颈淋巴结核，眩晕。

【定位取穴】在颈部，横平喉结，胸锁乳突肌前缘，颈总动脉搏动处。

【简易找穴】正坐，头微侧，从喉结往外侧量约 2 横指，可感胸锁乳突肌前缘颈部动脉搏即是。

【保健按摩】长期坚持揉按人迎，对咽喉肿痛、气喘、高血压等病症有良好的缓解作用。

水突 ST 10

【主　治】咳嗽，咳逆上气，喘息不得卧，哮喘，咽喉肿痛，支气管炎，百日咳，扁桃体炎，咽炎，扁桃腺炎，甲状腺肿大，呃逆，瘰疬，瘿瘤。

【定位取穴】在颈部，胸锁乳突肌的前缘，当胸锁乳突肌的胸骨头与锁骨头和锁骨所构成的凹陷处。

【简易找穴】找到人迎、气舍，两者连线中点即是。

【保健按摩】按揉水突，以有酸胀感为佳，可利咽润喉开音。

气舍 ST 11

【主　治】咽喉肿痛，气喘，呃逆，瘿瘤，瘰疬，颈项强。

【定位取穴】在胸锁乳突肌区，锁骨上小窝，锁骨胸骨端上缘，胸锁乳突肌的胸骨头与锁骨头中间的凹陷中。

【简易找穴】先找到人迎，直下，锁骨上缘处即是。

【保健按摩】经常按摩气舍，每次 100 下，可以起到保养、养护肺脏的作用，还可预防感冒。

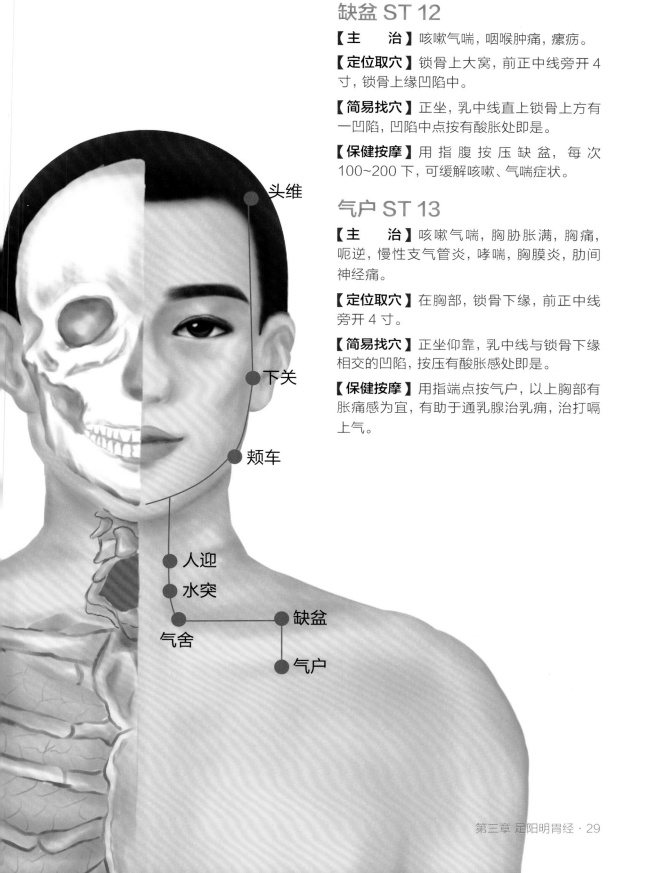

缺盆 ST 12

【主　　治】咳嗽气喘，咽喉肿痛，瘰疬。

【定位取穴】锁骨上大窝，前正中线旁开 4
寸，锁骨上缘凹陷中。

【简易找穴】正坐，乳中线直上锁骨上方有
一凹陷，凹陷中点按有酸胀处即是。

【保健按摩】用 指 腹 按 压 缺 盆，每 次
100~200 下，可缓解咳嗽、气喘症状。

气户 ST 13

【主　　治】咳嗽气喘，胸胁胀满，胸痛，
呃逆，慢性支气管炎，哮喘，胸膜炎，肋间
神经痛。

【定位取穴】在胸部，锁骨下缘，前正中线
旁开 4 寸。

【简易找穴】正坐仰靠，乳中线与锁骨下缘
相交的凹陷，按压有酸胀感处即是。

【保健按摩】用指端点按气户，以上胸部有
胀痛感为宜，有助于通乳腺治乳痛，治打嗝
上气。

头维

下关

颊车

人迎

水突

气舍

缺盆

气户

库房 ST 14

【主　治】咳嗽，胸痛，肋胀，气喘，咳逆上气，呼吸喘促，痰多，支气管炎，支气管哮喘，支气管扩张，肺炎，胸胁胀痛。

【定位取穴】在胸部，第 1 肋间隙，前正中线旁开 4 寸。

【简易找穴】正坐或仰卧，从乳头沿垂直线向上推 3 个肋间隙，按压有酸胀感处即是。

【保健按摩】每天坚持点揉库房 100~200 下，可辅助治疗胸胁胀痛、气喘等症。

屋翳 ST 15

【主　治】咳嗽，气喘，支气管炎，支气管扩张，咳吐脓血，咳逆上气，胸痛，乳痛，乳腺炎，身肿，噎嗝，皮肤瘙痒，胸膜炎，胸胁胀痛，胸胁胀满。

【定位取穴】在胸部，第 2 肋间隙，前正中线旁开 4 寸。

【简易找穴】正坐或仰卧，从乳头沿垂直线向上推 2 个肋间隙，按压有酸胀感处即是。

【保健按摩】用手掌小鱼际或大鱼际反复揉压屋翳，可以辅助治疗乳腺炎、乳腺增生等。

膺窗 ST 16

【主　治】咳嗽，气喘，咳逆，哮喘，支气管炎，乳痛，乳腺炎，胸膜炎，肠炎，胸痛，肠鸣泄注，胸胁胀痛，胸满气短，胸胁胀满。

【定位取穴】在胸部，第 3 肋间隙，前正中线旁开 4 寸。

【简易找穴】正坐或仰卧，从乳头沿垂直线向上推 1 个肋间隙，按压有酸胀感处即是。

【保健按摩】胸部疼痛、肋间神经痛或产后母乳不畅时，可以按摩膺窗，每次 100~200 下。

乳中 ST 17

【主　治】产后乳少，乳痈。

【定位取穴】在胸部，乳头中央。

【简易找穴】将食指指腹放于胸部乳头中央，食指指腹处即是。

【保健按摩】用拇指和食指轻轻捏拉乳头，每次 100~200 下，有助于治疗乳痈。本穴不针不灸，作胸腹部腧穴定位标志。

乳根 ST 18

【主　治】乳痈，乳汁分泌不足，少乳，乳痛，乳腺炎，胸痛，咳嗽，呃逆，膺肿，咳逆，哮喘，呕吐，食噎，肋间神经痛，胸闷，慢性支气管炎。

【定位取穴】在胸部，第 5 肋间隙，前正中线旁开 4 寸。

【简易找穴】拇指在乳房上，其余四指在乳房下，食指贴于乳房边缘，食指指腹处即是。

【保健按摩】坚持用指腹按压乳根，每次 100~200 下，对乳痈、乳痛、乳腺炎、乳汁分泌不足等具有很好的保健功效。

不容 ST 19

【主　治】呕吐，胃痛，腹胀，食欲不振。

【定位取穴】在上腹部，脐中上 6 寸，前正中线旁开 2 寸。

【简易找穴】仰卧，先取中脘，再取中脘与胸剑联合的中点作水平线，再取锁骨中线与前正中线之间的中点作垂直线，其交叉点按压有酸胀感处即是。

【保健按摩】用指腹按压不容，以有酸痛感为宜，对呕吐、胃痛和腹胀有较好的缓解作用。

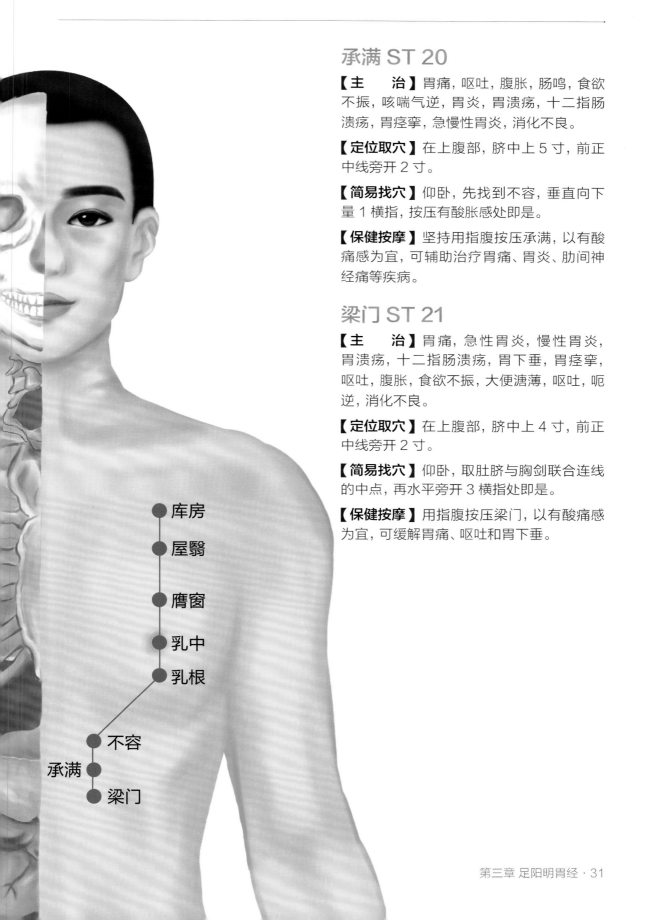

库房

屋翳

膺窗

乳中

乳根

不容

承满

梁门

承满 ST 20

【主　治】胃痛，呕吐，腹胀，肠鸣，食欲不振，咳喘气逆，胃炎，胃溃疡，十二指肠溃疡，胃痉挛，急慢性胃炎，消化不良。

【定位取穴】在上腹部，脐中上 5 寸，前正中线旁开 2 寸。

【简易找穴】仰卧，先找到不容，垂直向下量 1 横指，按压有酸胀感处即是。

【保健按摩】坚持用指腹按压承满，以有酸痛感为宜，可辅助治疗胃痛、胃炎、肋间神经痛等疾病。

梁门 ST 21

【主　治】胃痛，急性胃炎，慢性胃炎，胃溃疡，十二指肠溃疡，胃下垂，胃痉挛，呕吐，腹胀，食欲不振，大便溏薄，呕吐，呃逆，消化不良。

【定位取穴】在上腹部，脐中上 4 寸，前正中线旁开 2 寸。

【简易找穴】仰卧，取肚脐与胸剑联合连线的中点，再水平旁开 3 横指处即是。

【保健按摩】用指腹按压梁门，以有酸痛感为宜，可缓解胃痛、呕吐和胃下垂。

关门 ST 22

【主　治】腹痛，腹胀，急慢性胃炎，胃痉挛，急慢性肠炎，肠鸣，泄泻，食欲不振，水肿，呕吐。

【定位取穴】在上腹部，脐中上3寸，前正中线旁开2寸。

【简易找穴】仰卧，从肚脐沿前正中线向上量4横指，再水平旁开3横指处即是。

【保健按摩】用指腹按压关门，每次100~200下，以有酸痛感为宜，可辅助治疗腹胀、腹泻、胃肠虚弱等症。

太乙 ST 23

【主　治】腹痛，腹胀，呕吐呃逆，胃脘疼痛，食欲不振，腹胀肠鸣，肠疝，遗尿，胃痉挛，急慢性胃炎，胃痛，消化不良，癔症，癫痫。

【定位取穴】在上腹部，脐中上2寸，前正中线旁开2寸。

【简易找穴】仰卧，取中脘与脐之中点，再水平旁开3横指处即是。

【保健按摩】每天坚持按揉太乙，每次100~200下，以有酸痛感为宜，可辅助治疗胃病，如胃肠虚弱、恶心等。

滑肉门 ST 24

【主　治】呕吐，腹胀，腹泻，肠鸣，慢性胃肠炎，腹水，泄泻，胃痛，癫痫，子宫内膜炎，月经不调。

【定位取穴】在上腹部，脐中上1寸，前正中线旁开2寸。

【简易找穴】仰卧，从肚脐沿前正中线向上量1横指，再水平旁开3横指处即是。

【保健按摩】每天坚持用力揉按滑肉门100下，可辅助治疗慢性胃肠病、呕吐、胃下垂等疾病。

天枢 ST 25

【主　治】腹痛，腹胀，肠鸣泄泻，便秘，肠痈，疝气，水肿，月经不调。

【定位取穴】在腹部，横平脐中，前正中线旁开2寸。

【简易找穴】仰卧，肚脐旁开3横指，按压有酸胀感处即是。

【保健按摩】天枢是治疗肠道疾病的常用穴之一，也是治疗妇科病症的重要穴位，每天坚持按揉天枢，可缓解消化不良、恶心呕吐、胃胀、腹泻、腹痛等症。

外陵 ST 26

【主　治】腹痛，疝气，泄泻，肠鸣，阑尾炎，胃炎，肠炎，肠痉挛，痛经。

【定位取穴】在下腹部，脐中下1寸，前正中线旁开2寸。

【简易找穴】仰卧，从肚脐沿前正中线向下量1横指，再水平旁开3横指处即是。

【保健按摩】经常用指腹按揉外陵，每次100~200下，可辅助治疗下腹痛、痛经、胃下垂。

大巨 ST 27

【主　治】遗精，早泄，阳痿，便秘，腹痛，小便不利。

【定位取穴】在下腹部，脐中下2寸，前正中线旁开2寸。

【简易找穴】仰卧，从肚脐沿前正中线向下量3横指，再水平旁开3横指处即是。

【保健按摩】每天用指腹按揉大巨100~200下，可辅助治疗遗精、早泄、小便不利等男科疾病，还可调理男性性功能障碍。

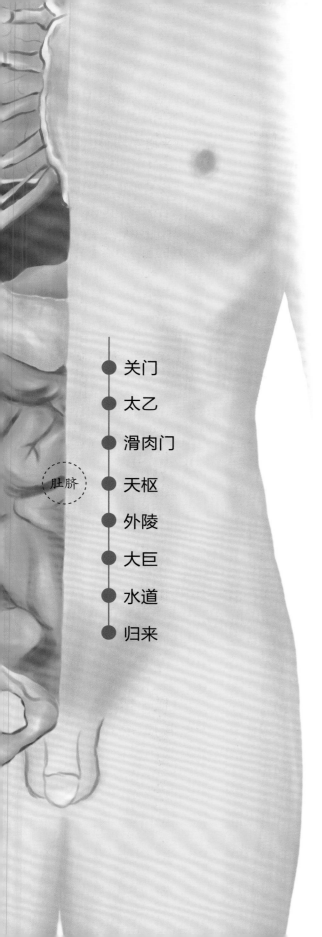

关门
太乙
滑肉门
肚脐
天枢
外陵
大巨
水道
归来

水道 ST 28

【主　治】小腹胀痛，小便不利，遗尿，便秘，月经不调，疝气。

【定位取穴】在下腹部，脐中下 3 寸，前正中线旁开 2 寸。

【简易找穴】仰卧，从肚脐沿前正中线向下量 4 横指，再水平旁开 3 横指处即是。

【保健按摩】每天坚持用指腹按揉水道 100~200 下，可辅助治疗痛经、不孕等妇科疾病。

归来 ST 29

【主　治】腹痛，疝气，月经不调，闭经，崩漏，带下，遗精，阳痿。

【定位取穴】在下腹部，脐中下 4 寸，前正中线旁开 2 寸。

【简易找穴】仰卧，从耻骨联合上缘沿前正中线向上量 1 横指，再水平旁开 3 横指处即是。

【保健按摩】每天坚持点按归来，每次 100~200 下，可辅助治疗月经不调、不孕、阳痿等症。

气冲 ST 30

【主　治】不孕，月经不调，阳痿，阴茎痛，疝气，腹痛。

【定位取穴】在腹股沟区，耻骨联合上缘，前正中线旁开 2 寸，动脉搏动处。

【简易找穴】仰卧，从耻骨联合上缘中点水平旁开 3 横指处即是。

【保健按摩】每天坚持用指腹揉按气冲 100~200 下，可辅助治疗疝气、月经不调、不孕、阳痿、阴肿等症。

髀关 ST 31

【主　治】髀股痿痹，下肢不遂，腰腿疼痛，筋急不得屈伸。

【定位取穴】在股前部，股直肌近端、缝匠肌与阔筋膜张肌 3 条肌肉之间凹陷中。

【简易找穴】仰卧屈股，大腿前髂前上棘与髌底外缘连线和会阴相平的连线交点处即是。

【保健按摩】每天坚持按揉髀关，可缓解腰膝疼痛、下肢酸软麻木、膝寒、股内筋急不得屈伸等症。

伏兔 ST 32

【主　治】腿痛，下肢不遂，下肢麻痹，下肢痉挛，腰痛，风湿性关节炎，荨麻疹，疝气，腹胀，狂邪妄语。

【定位取穴】在股前部，髌底上 6 寸，髂前上棘与髌底外侧端的连线上。

【简易找穴】屈膝 90°，手指并拢压腿上，掌后第 1 横纹中点按在髌骨上缘中点，中指尖端处即是。

【保健按摩】每天坚持按揉伏兔 100~200 下，可缓解腰膝疼痛、下肢酸软麻木、腹胀、足麻不仁等。

阴市 ST 33

【主　治】膝关节痛，下肢伸屈不利，腰痛，下肢不遂，腹胀，腹痛。

【定位取穴】在股前区，髌底上 3 寸，股直肌肌腱外侧缘。

【简易找穴】正坐屈膝，髌底外侧直上量 4 横指，按压有痛感处即是。

【保健按摩】经常用指腹按揉阴市，每次 100~200 下，可帮助降低血糖。

梁丘 ST 34

【主　治】胃痛，胃脘疼痛，急性胃炎，胃痉挛，肠鸣泄泻，腹泻，膝关节肿痛，伸屈不利，乳痛，乳腺炎，痛经，风湿性关节炎。

【定位取穴】在股前区，髌底上 2 寸，股外侧肌与股直肌肌腱之间。

【简易找穴】坐位，下肢用力蹬直，髌骨外上缘上方凹陷正中处即是。

【保健按摩】此穴有调理脾胃的功效，坚持按揉梁丘，可改善胃部疾病。

犊鼻 ST 35

【主　治】膝痛，关节屈伸不利，损伤性膝关节痛，膝关节及其周围软组织炎，膝关节酸痛，屈伸不利，下肢痿痹，下肢麻痹，足跟痛。

【定位取穴】髌韧带外侧凹陷中。

【简易找穴】坐位，下肢用力蹬直，膝盖下面外侧凹陷处即是。

【保健按摩】长期坚持揉按犊鼻，可减轻剧烈运动造成的膝关节疼痛。

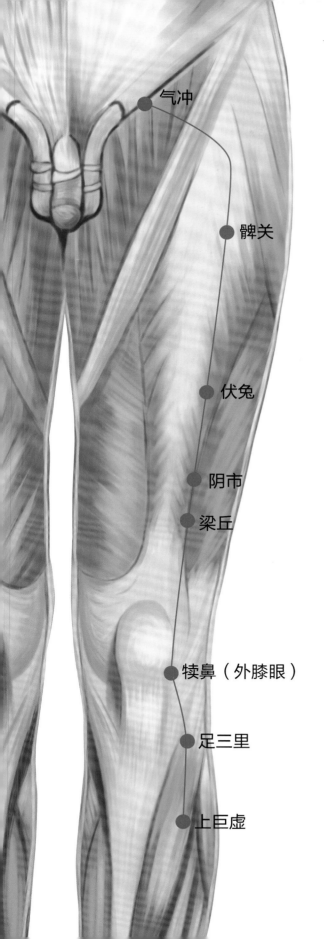

气冲

髀关

伏兔

阴市

梁丘

犊鼻（外膝眼）

足三里

上巨虚

足三里 ST 36

【主　治】胃痛，呕吐，腹胀，肠鸣，消化不良，下肢痿痹，泄泻，便秘，痢疾，疳积，癫狂，中风，脚气，水肿，下肢不遂，心悸，气短，虚劳羸瘦，月经不调，功能性子宫出血，盆腔炎，头痛，失眠，神经衰弱，小儿麻痹，面神经麻痹，眼疾，耳聋，耳鸣。

【定位取穴】在小腿前外侧，犊鼻下 3 寸，犊鼻与解溪连线上。

【简易找穴】站位弯腰，同侧手虎口围住髌骨上外缘，余四指向下，中指指尖处即是。

【保健按摩】足三里是人体重要的保健穴，每天坚持按压 300 下，可使人精力充沛，益寿延年。

上巨虚 ST 37

【主　治】腹痛，腹胀，泄泻，胃肠炎，急性肠炎，痢疾，饮食不化，食欲不振，便秘，胸胁支满，中风偏瘫，下肢痿痹，小便黄赤，下肢水肿。

【定位取穴】在小腿外侧，犊鼻下 6 寸，犊鼻与解溪连线上。

【简易找穴】坐位屈膝，先找到足三里，向下量 4 横指凹陷处即是。

【保健按摩】每天坚持按揉上巨虚，可以辅助治疗消化系统疾病，如阑尾炎、肠胃炎、腹泻等。

条口 ST 38

【主　治】膝胫酸痛,下肢麻木,膝关节炎,下肢瘫痪,胃痉挛,肠炎,扁桃体炎。

【定位取穴】在小腿外侧,犊鼻下 8 寸,胫骨前嵴外 1 寸。

【简易找穴】坐位屈膝,犊鼻与外踝尖之间的中点,胫骨外 1 横指处。

【保健按摩】用力按揉条口,可辅助治疗肩关节剧痛、急痛。

下巨虚 ST 39

【主　治】少腹疼痛,泄泻,痢疾,胸胁痛,小便不利,脚气,乳痛,下肢痿痹。

【定位取穴】在小腿外侧,犊鼻下 9 寸,犊鼻与解溪连线上。

【简易找穴】坐位屈膝,先找到条口,向下量 1 横指凹陷处即是。

【保健按摩】坚持按揉下巨虚,每次 100~200 下,可辅助治疗腹痛、腹泻、便秘等消化系统疾病。

丰隆 ST 40

【主　治】痰多,哮喘,咳嗽,胸痛,头痛,咽喉肿痛,便秘,癫狂,痫证,呕吐。

【定位取穴】在小腿外侧,外踝尖上 8 寸,胫骨前肌的外缘。

【简易找穴】坐位屈膝,先找到足三里,向下量 6 横指凹陷处即是。

【保健按摩】哮喘、咳嗽、痰多时,按揉丰隆,有助于除湿化痰。

解溪 ST 41

【主　治】头痛,目赤,眩晕,腹胀,气逆发噎,便秘,癫狂,惊悸,咳喘,脚软无力。

【定位取穴】在踝部,踝关节前面中央凹陷中,姆长伸肌腱与趾长伸肌腱之间。

【简易找穴】足背与小腿交界处的横纹中央凹陷处,足背两条肌腱之间即是。

【保健按摩】经常用指腹按压解溪,每次 100 下,对脑供血不足有很好的改善作用。

冲阳 ST 42

【主　治】胃痛腹胀,口眼㖞斜,面肿齿痛,足痿无力,脚背红肿。

【定位取穴】在足背,第 2 跖骨基底部与中间楔状骨关节处,足背动脉搏动处。

【简易找穴】足背最高处,两条肌腱之间,按之有动脉搏动感处即是。

【保健按摩】指腹用力按压冲阳,每天 200 下,可缓解消化系统疾病。

陷谷 ST 43

【主　治】面目浮肿,肠鸣腹泻,足背肿痛,热病,目赤肿痛。

【定位取穴】在足背,第 2、3 跖骨间,第 2 跖趾关节近端凹陷中。

【简易找穴】足背第 2、3 跖骨结合部前方凹陷处,按压有酸胀感处即是。

【保健按摩】用指尖揉按陷谷,每天坚持 100~200 下,可治胃炎、胃下垂、肠炎、结膜炎等疾病。

内庭 ST 44

【主　治】齿痛，鼻出血，腹痛，腹胀，痢疾，泄泻，胃痛吐酸，足背肿痛。

【定位取穴】在足背，第 2、3 趾间，趾蹼缘后方赤白肉际处。

【简易找穴】足背第 2、3 趾之间，皮肤颜色深浅交界处即是。

【保健按摩】用指腹按揉内庭，有消肿止痛的功效，可辅助治疗口腔溃疡、鼻出血等症状。

厉兑 ST 45

【主　治】面肿，齿痛，鼻出血，咽喉肿痛，心腹胀满，胃脘疼痛，多梦。

【定位取穴】在足趾，第 2 趾末节外侧，趾甲根角侧后方 0.1 寸（指寸）。

【简易找穴】足背第 2 趾趾甲外侧缘与趾甲下缘各作一垂线，交点处即是。

【保健按摩】用指尖掐按厉兑，可以有效缓解呕吐症状。

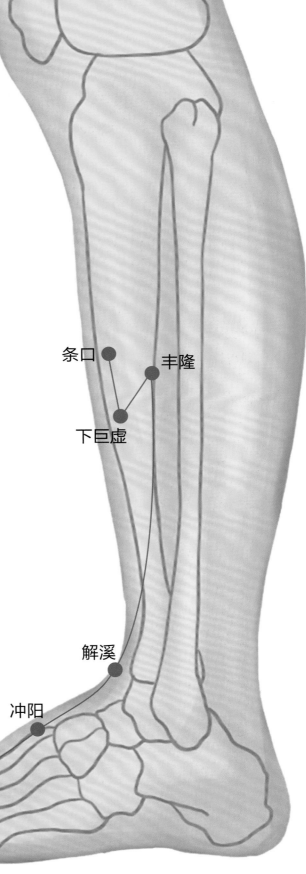

条口
丰隆
下巨虚
解溪
冲阳
陷谷
内庭
厉兑

第四章 足太阴脾经

　　足太阴脾经，连络胃，归于脾脏。其主要分布于胸部、腹部和下肢，是人体经脉系统的重要组成部分。脾胃是人体的后天之本，并且统管人体的阴血，经常调理脾经可以改善脾胃不和，月经淋漓不尽，水肿虚胖等症状。

> **穴位数量** 凡21穴，左右共42穴
> **穴位分布** 11穴分布于下肢内侧面，10穴分布于侧胸腹部

敲脾经

脾经在人体的正面和侧面，可采用拍打刺激的方式保养，但需注意拍打的力度要适中，每天上午拍打，每侧10分钟左右；也可采用艾灸的方法刺激脾经上的穴位，尤其是隐白穴，可起到很好的止血作用。

隐白 SP 1

【主　　治】腹胀，便血，尿血，崩漏，月经过多，癫狂，多梦，惊风，昏厥，胸痛。

【定位取穴】在足趾，大趾末节内侧，趾甲根角侧后方0.1寸（指寸）。

【简易找穴】足大趾趾甲内侧缘与下缘各作一垂线，其交点处即是。

【保健按摩】每天坚持掐按隐白100~200下，可以辅助治疗慢性崩漏。

大都 SP 2

【主　　治】腹胀，胃痛，消化不良，泄泻，便秘，热病无汗，体重肢肿，心痛，心烦。

【定位取穴】在足趾，第1跖趾关节远端赤白肉际凹陷中。

【简易找穴】足大趾与足掌所构成的关节，前下方掌背交界线凹陷处即是。

【保健按摩】用指腹按揉大都100~200下，可有效缓解抽筋。

太白 SP 3

【主　　治】胃痛，腹胀，腹痛，肠鸣，呕吐，泄泻，痢疾，便秘，痔疾，脚气。

【定位取穴】在跖区，第1跖趾关节近端赤白肉际凹陷中。

【简易找穴】足大趾与足掌所构成的关节，后下方掌背交界线凹陷处即是。

【保健按摩】每天坚持揉按太白100~200下，可改善呕吐、消化不良、腹痛、肠鸣、便血、便秘等症。

公孙 SP 4

【主　　治】胃痛，呕吐，饮食不化，肠鸣腹胀，腹痛，痢疾，泄泻，心烦失眠，水肿，脚气。

【定位取穴】在跖区，当第1跖骨底的前下缘赤白肉际处。

【简易找穴】足大趾与足掌所构成的关节内侧，弓形骨后端下缘凹陷处即是。

【保健按摩】每天坚持按压公孙，以有酸痛感为宜，可辅助治疗腹胀、腹痛、心痛、胃痛、胸痛等症。

商丘 SP 5

【主　　治】腹胀，肠鸣，泄泻，便秘，黄疸，怠惰嗜卧，癫狂，小儿癫痫，咳嗽，足踝痛，痔疾。

【定位取穴】在踝部，内踝前下方，舟骨粗隆与内踝尖连线中点的凹陷中。

【简易找穴】足内踝前下方凹陷处即是。

【保健按摩】经常用指腹揉按商丘，每次100~200下，长期坚持对踝关节有很好的保健作用。

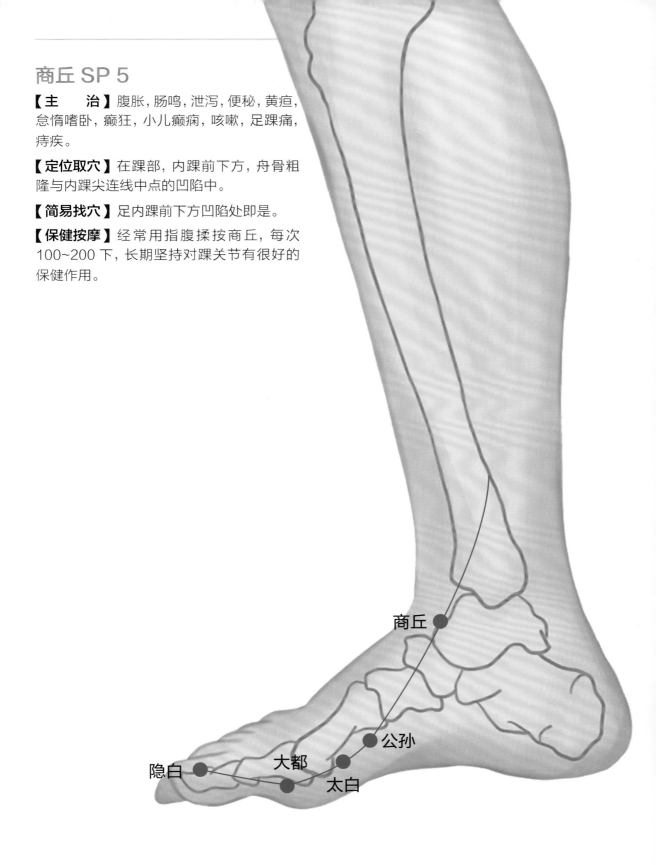

商丘

公孙

隐白

大都

太白

三阴交 SP 6

【主　治】肠鸣泄泻，腹胀，月经不调，崩漏，赤白带下，阴挺，经闭，痛经，难产，产后血晕，恶露不尽，遗精，阳痿，早泄，阴茎痛，疝气，水肿，小便不利，遗尿，脚气，失眠，湿疹，荨麻疹，高血压，神经性皮炎。

【定位取穴】在小腿内侧，内踝尖上 3 寸，胫骨内侧缘后际。

【简易找穴】手四指并拢，小指下缘靠内踝尖上，食指上缘所在水平线与胫骨后缘交点处即是。

【保健按摩】每天坚持用指腹按压三阴交 100~200 下，可辅助治疗妇科病症。

漏谷 SP 7

【主　治】脘腹胀满，肠鸣切痛，泄泻，饮食不化，小便不利，遗精，疝气，少腹疼痛，下肢湿痹。

【定位取穴】在小腿内侧，内踝尖上 6 寸，胫骨内侧缘后际。

【简易找穴】胫骨内侧缘，内踝尖直上量两个 4 横指处即是。

【保健按摩】坚持按压漏谷，每次 100~200 下，可缓解男性小便不利及前列腺问题。

地机 SP 8

【主　治】腹痛，泄泻，小便不利，水肿，月经不调，遗精，腰痛不可俯仰，食欲不振。

【定位取穴】在小腿内侧，阴陵泉下 3 寸，胫骨内侧缘后际。

【简易找穴】先找到阴陵泉，直下量 4 横指处即是。

【保健按摩】每天坚持用指腹按压地机 100~200 下，有助于调节胰岛素分泌，降低血糖。

阴陵泉 SP 9

【主　治】腹痛，腹胀，食欲不振，水肿，黄疸，小便不利或失禁，遗尿，月经不调，痛经，遗精，阳痿。

【定位取穴】在小腿内侧，胫骨内侧髁下缘与胫骨内侧缘之间的凹陷中。

【简易找穴】拇指沿小腿内侧骨内缘向上推，抵膝关节下，胫骨向内上弯曲凹陷处即是。

【保健按摩】每天坚持揉按阴陵泉 100~200 下，可缓解腹痛、膝痛等症。

血海 SP 10

【主　治】月经不调，痛经，经闭，崩漏，隐疹，皮肤瘙痒，小便淋漓，股内侧痛。

【定位取穴】在股前部，髌底内侧端上 2 寸，股内侧肌隆起处。

【简易找穴】屈膝 90°，手掌伏于膝盖上，拇指与其他四指呈 45°，拇指指尖处即是。

【保健按摩】每天坚持用指尖按揉血海 100~200 下，可使女性肌肤细红润有光泽。

箕门 SP 11

【主　治】小便不利，五淋，遗尿，尿潴留，腹股沟肿痛，小便淋沥，遗精，阳痿，小腹肿痛，阴囊湿痒，睾丸炎，性功能减退。

【定位取穴】在股前部，髌底内侧端与冲门连线上，髌底内侧端上 8 寸处。

【简易找穴】坐位绷腿，大腿内侧有一鱼状肌肉隆起，鱼尾凹陷处即是。

【保健按摩】每天坚持揉按箕门 100~200 下，可辅助治疗女性阴道瘙痒、男性阴囊湿疹。

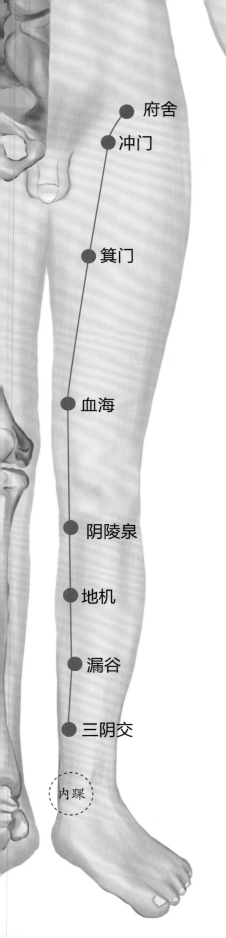

府舍

冲门

箕门

血海

阴陵泉

地机

漏谷

三阴交

内踝

冲门 SP 12

【主　　治】腹痛，疝气，痔疾，崩漏，带下，月经不调，崩漏带下，子宫内膜炎，尿潴留，睾丸炎，小便淋沥。

【定位取穴】在腹股沟斜纹中，髂外动脉搏动处的外侧，距耻骨联合中点上缘 3.5 寸。

【简易找穴】仰卧，腹股沟外侧可摸到搏动，搏动外侧按压有酸胀感处即是。

【保健按摩】每天坚持按揉冲门 100~200 下，可辅助治疗崩漏、带下等妇科病症。

府舍 SP 13

【主　　治】腹痛，疝气，阑尾炎，便秘，痞块，腹胀，月经不调，睾丸炎。

【定位取穴】在下腹部，脐中下 4.3 寸，前正中线旁开 4 寸。

【简易找穴】仰卧，腹股沟外侧可摸到动脉搏动处，其外侧按压有酸胀感处即是。

【保健按摩】每天坚持按揉府舍 100~200 下，可缓解便秘、下腹疼痛、腹胀等病症。

腹结 SP 14

【主　治】腹痛，腹泻，便秘。

【定位取穴】在下腹部，脐中下 1.3 寸，前正中线旁开 4 寸。

【简易找穴】仰卧，气海旁开 6 横指，再向下 0.2 寸处。

【保健按摩】常用指腹轻轻揉按腹结，每次 200 下，对消化系统有很好的保健作用。

大横 SP 15

【主　治】腹痛，腹泻，便秘。

【定位取穴】在腹部，脐中旁开 4 寸。

【简易找穴】肚脐水平旁开 4 寸（锁骨中线上）处即是。

【保健按摩】每天坚持用指腹按压大横 100~200 下，可促进肠胃消化，防治腰腹肥胖。

腹哀 SP 16

【主　治】腹痛，泄泻，痢疾，便秘，消化不良。

【定位取穴】在上腹部，脐上 3 寸，前正中线旁开 4 寸。

【简易找穴】肚脐沿前正中线向上量 4 横指，再水平旁开 6 横指（锁骨中线上）处即是。

【保健按摩】每天坚持用大鱼际揉压腹哀 100 下，可辅助治疗胆结石、胆囊炎等肝胆疾病引起的疼痛、恶心等症。

食窦 SP 17

【主　治】胸胁胀痛，嗳气，反胃，腹胀，水肿。

【定位取穴】在胸部，第 5 肋间隙，前正中线旁开 6 寸。

【简易找穴】仰卧，乳头旁开 3 横指，再向下 1 个肋间隙处即是。

【保健按摩】每天坚持用指腹揉按食窦 100~200 下，可缓解心脏疾病引起的胸痛、肋间神经痛、心悸等疾病。

天溪 SP 18

【主　治】胸痛，咳嗽，乳痈，乳汁少。

【定位取穴】在胸部，第 4 肋间隙，前正中线旁开 6 寸。

【简易找穴】仰卧，乳头旁开 3 横指处，乳头所在肋间隙即是。

【保健按摩】每天坚持用指腹揉按天溪 100~200 下，可缓解乳房发育不良或产后泌乳不畅等症。

胸乡 SP 19

【主　治】胸胁胀痛，胸胁胀满，肋间神经痛，支气管炎，咳嗽，气喘，肺炎。

【定位取穴】在胸部，第 3 肋间隙，前正中线旁开 6 寸。

【简易找穴】仰卧，乳头旁开 3 横指，再向上 1 个肋间隙处即是。

【保健按摩】每天坚持用指腹揉按胸乡 100~200 下，可缓解心脏疾病引起的胸痛、肋间神经痛、咳嗽等症。

周荣 SP 20

【主　治】胸胁胀满，咳嗽，气喘，胁痛。

【定位取穴】在胸部，第 2 肋间隙，前正中线旁开 6 寸。

【简易找穴】仰卧，乳头旁开 3 横指，再向上 2 个肋间隙处即是。

【保健按摩】每天坚持用指腹揉按周荣 100~200 下，可缓解咳嗽或者胸胁胀满。长期坚持对呼吸系统有很好的保健作用。

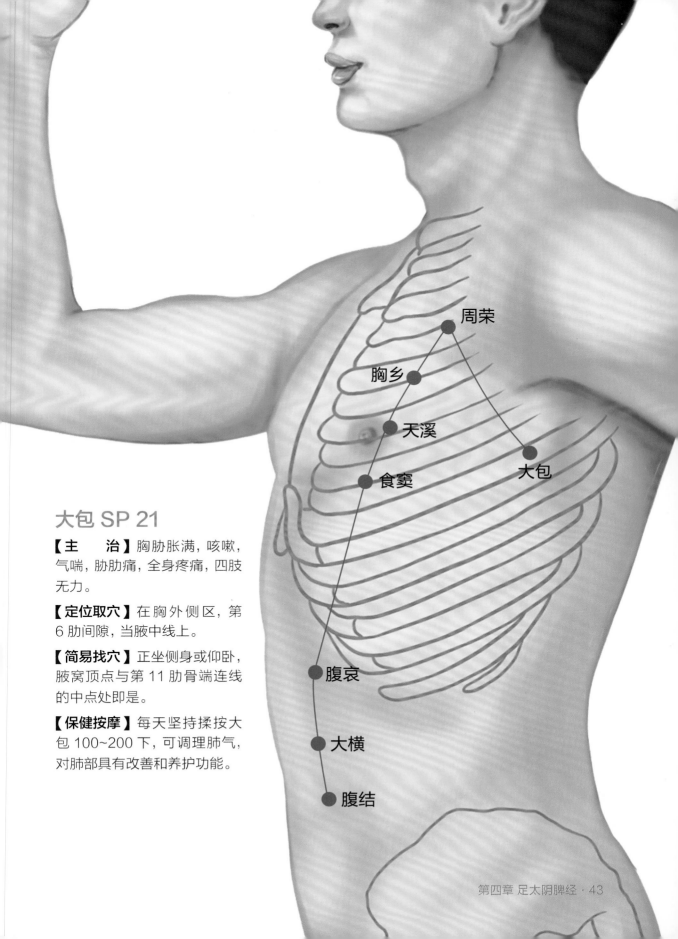

周荣

胸乡

天溪

大包

食窦

腹哀

大横

腹结

大包 SP 21

【**主　　治**】胸胁胀满，咳嗽，气喘，胁肋痛，全身疼痛，四肢无力。

【**定位取穴**】在胸外侧区，第6肋间隙，当腋中线上。

【**简易找穴**】正坐侧身或仰卧，腋窝顶点与第11肋骨端连线的中点处即是。

【**保健按摩**】每天坚持揉按大包100~200下，可调理肺气，对肺部具有改善和养护功能。

第五章 手少阴心经

手少阴心经，连络小肠，归属心脏。心为"君主之官"，主神明，调理心经，可以治疗与神明相关的病症如失眠多梦、心慌心悸等。

穴位数量 凡9穴，左右共18穴

穴位分布 分布于腋下、上肢内侧后缘、掌中及手小指桡侧

敲心经

经常敲心经不仅有利于心脏健康，而且心主神明，有安神的作用。心经旺在午时，也就是 11~13 点，这时人体的阳气最为旺盛，然后开始向阴转化，阴气逐渐上升。心为君主之官，疏通心经，气血畅通，对人体健康很重要。

极泉 HT 1

【主　　治】上肢不遂，心痛，胸闷，胁肋胀痛，瘰疬，肩臂疼痛，咽干烦渴。

【定位取穴】在腋窝中央，腋动脉搏动处。

【简易找穴】上臂外展，腋窝顶点可触摸到动脉搏动，按压有酸胀感处即是。

【保健按摩】每天坚持按摩极泉 100~200下，可辅助治疗冠心病等各种心脏疾病。

青灵 HT 2

【主　　治】目黄，头痛，胁痛，肩臂痛，肩臂不举，上肢不遂，肩臂疼痛，肋间神经痛，心痛，心绞痛，目视不明，神经性头痛。

【定位取穴】在臂前部，肘横纹上 3 寸，肱二头肌的内侧沟中。

【简易找穴】伸臂，确定少海与极泉位置，从少海沿两者连线量 4 横指处即是。

【保健按摩】经常用手掌拍打或用指腹按揉青灵，每次 100~200 下，可预防胁痛、肩臂疼痛以及心绞痛等循环系统疾病。

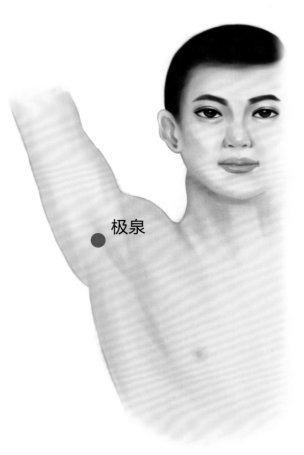

极泉

少海 HT 3

【主　治】心痛，臂麻酸痛，手颤，健忘，暴喑，肘臂伸屈不利，腋胁痛。

【定位取穴】在肘前部，横平肘横纹，肱骨内上髁前缘。

【简易找穴】屈肘90°，肘横纹内侧端凹陷处。

【保健按摩】每天坚持用指腹按压少海100~200下，可调理前臂麻木、肘关节周围软组织疾病。

灵道 HT 4

【主　治】心痛，心悸怔忡，暴喑，舌强不语，头昏目眩，肘臂挛痛。

【定位取穴】在前臂内侧，腕掌侧远端横纹上1.5寸，尺侧腕屈肌腱的桡侧缘。

【简易找穴】仰掌用力握拳，沿尺侧肌腱内侧的凹陷，从腕横纹向上量2横指处即是。

【保健按摩】癫痫患者平常多揉灵道，可以防治抽搐。

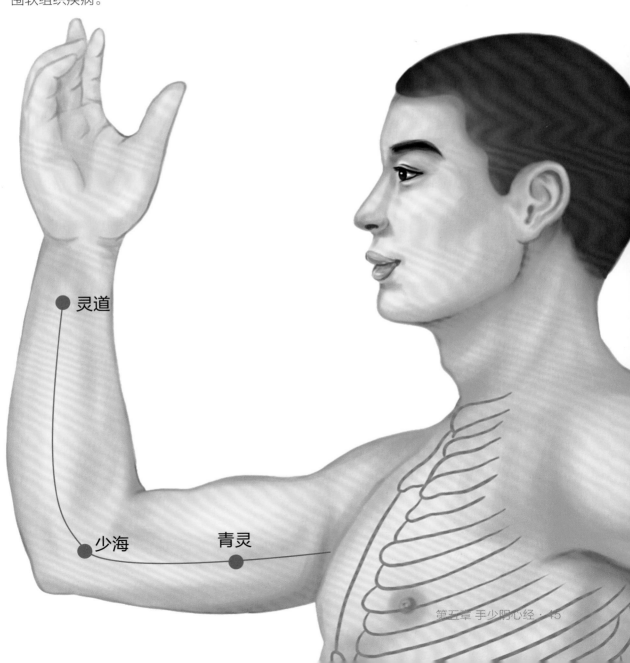

灵道

少海　　青灵

通里 HT 5

【主　治】热病，头痛目眩，心悸怔忡，心绞痛，心律不齐，神经衰弱，癔症，咽喉肿痛。

【定位取穴】在前臂前区，腕掌侧远端横纹上1寸，尺侧腕屈肌腱的桡侧缘。

【简易找穴】仰掌用力握拳，沿尺侧肌腱内侧的凹陷，从腕横纹向上量1横指处即是。

【保健按摩】按揉通里可缓解心动过缓造成的不适；如果坐骨神经痛，可以按揉对侧通里。

阴郄 HT 6

【主　治】心痛，惊恐，心悸，吐血，鼻出血，失语，骨蒸盗汗。

【定位取穴】在前臂前区，腕掌侧远端横纹上0.5寸，尺侧腕屈肌腱的桡侧缘。

【简易找穴】仰掌用力握拳，沿尺侧肌腱内侧的凹陷，从腕横纹向上量半横指处。

【保健按摩】每天坚持按摩阴郄，对骨蒸盗汗（晚上睡觉心里烦躁，易做噩梦，一出汗就醒，醒时不出汗）有很好调理的作用。

神门 HT 7

【主　治】心痛，心烦，健忘失眠，惊悸怔忡，痴呆，癫狂痫证，目黄胁痛，掌中热，头痛，眩晕，失音。

【定位取穴】在腕前区，腕掌侧远端横纹尺侧端，尺侧腕屈肌腱的桡侧缘。

【简易找穴】微握掌，另一只手四指握住手腕，屈拇指，指甲尖所到凹陷处即是。

【保健按摩】每天坚持掐按神门100~200下，可治疗心烦、失眠、糖尿病、高血压等症。

少府 HT 8

【主　治】心悸，胸痛，小便不利，遗尿，阴痒，阴痛。

【定位取穴】在手掌，横平第5掌指关节近端，第4、5掌骨之间。

【简易找穴】半握拳，小指指尖所指处即是。

【保健按摩】经常按压少府，每次100~200下，可调节脏腑、活血润肤。

少冲 HT 9

【主　治】心悸，心痛，癫狂，热病，中风昏迷，臂内后廉痛。

【定位取穴】在手指，小指末节桡侧，指甲根角侧上方0.1寸（指寸）。

【简易找穴】伸小指，沿指甲底部与指桡侧引线交点处即是。

【保健按摩】每天坚持用指甲掐按少冲，每次100~200下，有利于心脏健康。

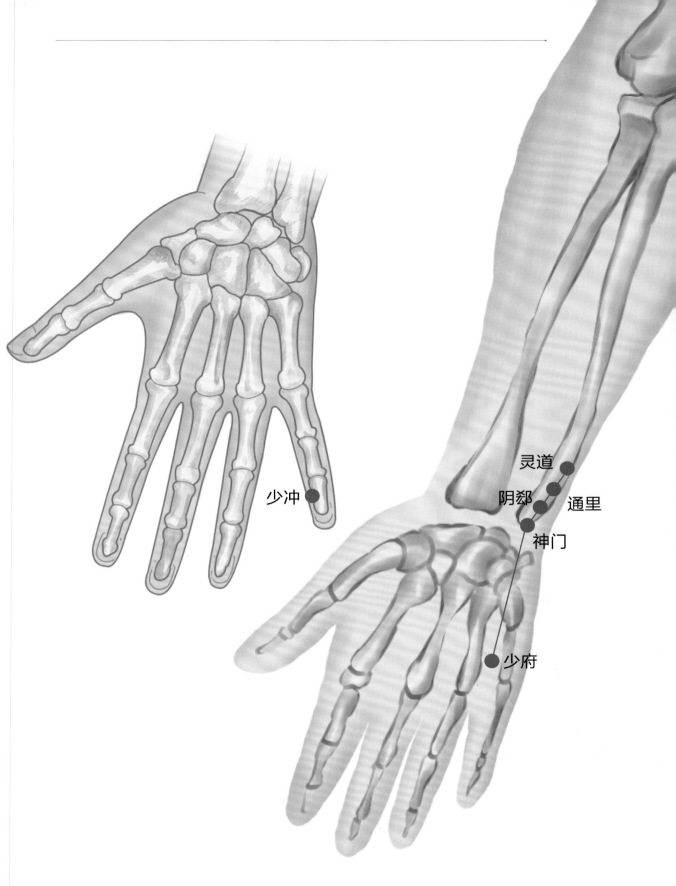

少冲

灵道

阴郄

通里

神门

少府

第六章 手太阳小肠经

手太阳小肠经，连络心，归属小肠。小肠经为"肩脉"，肩关节尤其肩胛处分布着较多小肠经的关键穴位。各种原因所致的肩关节疼痛通常会用到小肠经穴。小肠经气血通畅，则循行部位关节通利，风寒湿气则不易侵袭致病。

穴位数量 凡19穴，左右共38穴

穴位分布 分布于手小指的尺侧、上肢外侧后缘、肩后及肩胛部、颈部、面颊、目外眦、耳中、目内眦

敲小肠经

因为小肠经循行跨过腕肘肩3个关节，所以在操作时对关节两侧的穴位进行点按，可缓解关节的屈伸不利和周围软组织疾病。手太阳小肠经血在未时最旺盛，也就是13~15点，这时阳气刚开始下降，阴气开始上升，这时是按揉小肠经的最佳时间段。

少泽 SI 1

【主　治】头痛，目翳，咽喉肿痛，乳痛，乳汁少，昏迷，耳鸣，耳聋，肩臂外后侧疼痛。

【定位取穴】在手指，小指末节尺侧，距指甲根角侧上方0.1寸。

【简易找穴】伸小指，沿指甲底部与指尺侧引线交点处即是。

【保健按摩】每天坚持按揉少泽100~200下，可调理头痛、产后无乳等症。

前谷 SI 2

【主　治】热病汗不出，癫狂，痫证，耳鸣，头痛，目痛，咽喉肿痛，乳少。

【定位取穴】在手指，第5掌指关节尺侧远端赤白肉际凹陷中。

【简易找穴】握拳，小指掌指关节前有一皮肤皱襞突起，其尖端处即是。

【保健按摩】常用指腹按揉前谷，每次100~200下，对上肢麻痹有良好的调理作用。

后溪 SI 3

【主　治】头项强痛，耳聋，痫证，盗汗，目眩，目赤，咽喉肿痛。

【定位取穴】在手内侧，第5掌指关节尺侧近端赤白肉际凹陷中。

【简易找穴】握拳，小指掌指关节后有一皮肤皱襞突起，其尖端处即是。

【保健按摩】坚持用力掐按后溪，每次100~200下，可有效缓解颈椎痛、闪腰、颈腰部慢性劳损等症。

腕骨 SI 4

【主　治】头痛，项强，耳鸣耳聋，目翳，热病汗不出，胁痛。

【定位取穴】在手内侧，第5掌骨基底与三角骨之间的赤白肉际凹陷中。

【简易找穴】微握拳，掌心向胸，由后溪向腕部推，摸到两骨结合凹陷处即是。

【保健按摩】每天用指腹按压腕骨100~200下，长期坚持对头项强痛、肩关节疼痛均有良好的调理作用。

阳谷 SI 5

【主　　治】头痛，目眩，耳鸣，耳聋，热病，癫狂痫，腕痛。

【定位取穴】在腕部，尺骨茎突与三角骨之间的凹陷中。

【简易找穴】屈腕，在手背腕外侧摸到两骨结合凹陷处即是。

【保健按摩】每天坚持用指腹按压阳谷100~200下，可缓解头痛。

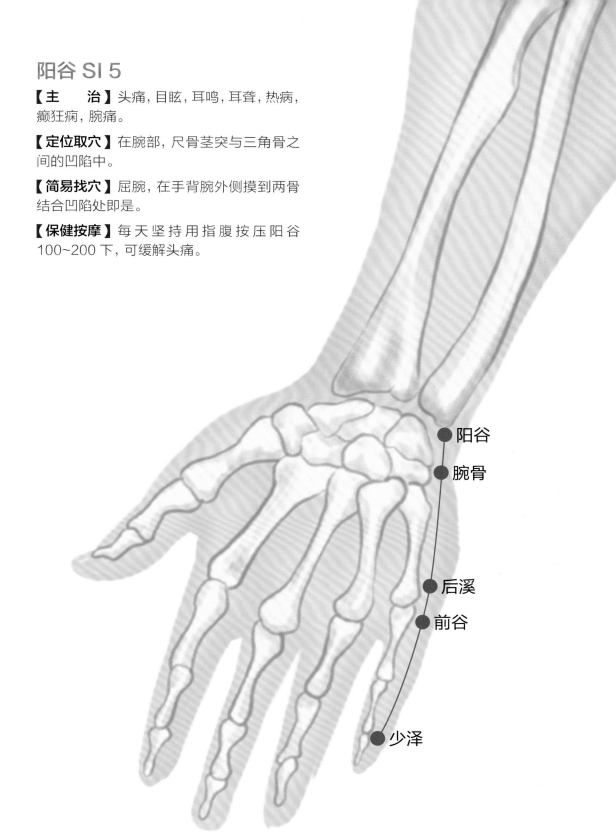

阳谷

腕骨

后溪

前谷

少泽

养老 SI 6

【主　治】目视不明，急性角膜炎，视神经萎缩，肩、臂、肘红肿疼痛，落枕，腰痛。

【定位取穴】在前臂外侧，腕背横纹上 1 寸，尺骨头桡侧凹陷中。

【简易找穴】屈腕掌心向胸，沿小指侧隆起高骨往桡侧推，触及一骨缝处即是。

【保健按摩】每天坚持用指尖按揉养老 100~200 下，可辅助治疗老年痴呆、头昏眼花、耳聋等老年病。

支正 SI 7

【主　治】寒热，头痛，目眩，项强，颔肿，神经衰弱，癫狂，肩臂肘挛痛，手不能握。

【定位取穴】在前臂外侧，腕背侧远端横纹上 5 寸，尺骨尺侧与尺侧腕屈肌之间。

【简易找穴】屈肘俯掌，确定阳谷与小海位置，两者连线中点向下 1 横指处即是。

【保健按摩】每天坚持用指腹揉按支正 100~200 下，可辅助治疗头晕、目眩以及手麻、颈椎压迫症。

小海 SI 8

【主　治】寒热，风眩头痛，耳聋，目黄，项痛颊肿，齿龈疼痛，瘰疬，上肢不举，肘关节炎，癫痫，瘈疭。

【定位取穴】在肘外侧，尺骨鹰嘴与肱骨内上髁之间凹陷中。

【简易找穴】屈肘，肘尖最高点与肘部内侧高骨最高点间凹陷处即是。

【保健按摩】每天坚持用拇指弹拨小海 100~200 下，可辅助治疗上肢麻木，尤其是小指麻木。

肩贞 SI 9

【主　治】肩胛痛，手臂麻痛，二肢不举。

【定位取穴】在肩关节后下方，腋后纹头直上 1 寸。

【简易找穴】正坐垂臂，从腋后纹头向上量 1 横指处即是。

【保健按摩】每天坚持用指腹按压肩贞 100~200 下，可缓解肩胛痛、手臂麻木、耳鸣、耳聋等。

臑俞 SI 10

【主　治】肩周炎，上肢瘫痪，臂外展无力，颈项强痛，瘰疬。

【定位取穴】在肩后部，腋后纹头直上，肩胛冈下缘凹陷中。

【简易找穴】手臂内收，腋后纹末端直上与肩胛冈下缘交点即是。

【保健按摩】每天坚持用指腹按压臑俞 100~200 下，长期坚持对上肢和肩关节都有很好的保健作用，还可预防肩周炎。

天宗 SI 11

【主　治】胸胁支满，咳嗽，气喘，肋间神经痛，乳腺炎，肩胛疼痛，落枕，肩周炎。

【定位取穴】在肩胛区，肩胛冈中点与肩胛骨下角连线上 1/3 与下 2/3 交点凹陷中。

【简易找穴】以对侧手，由颈下过肩，手伸向肩胛骨处，中指指腹所在处即是。

【保健按摩】常用指腹按揉天宗，每次 100~200 下，可以缓解肩背痛及治疗乳腺病症。

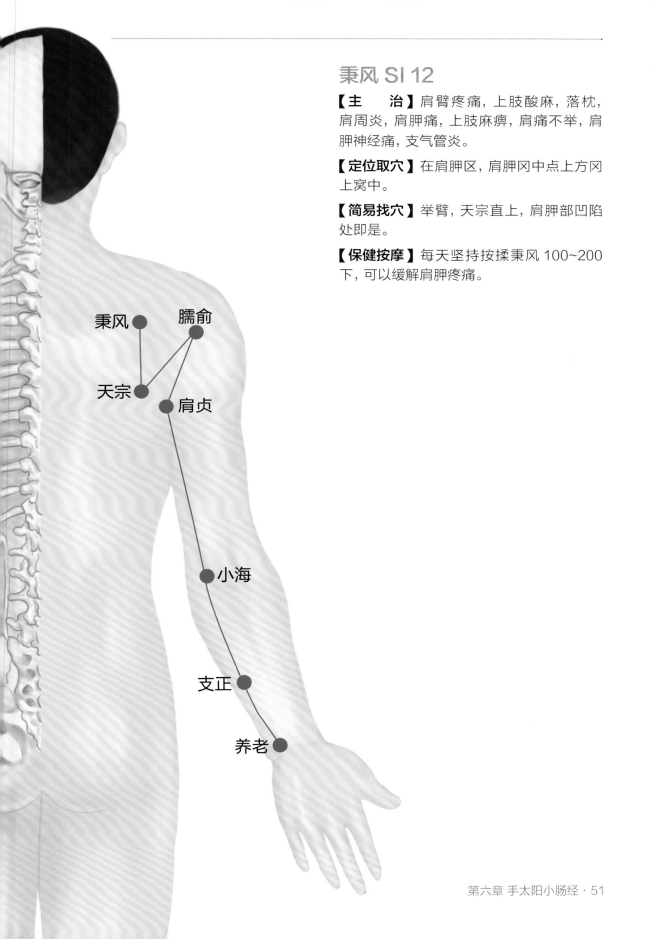

秉风 SI 12

【**主　治**】肩臂疼痛，上肢酸麻，落枕，肩周炎，肩胛痛，上肢麻痹，肩痛不举，肩胛神经痛，支气管炎。

【**定位取穴**】在肩胛区，肩胛冈中点上方冈上窝中。

【**简易找穴**】举臂，天宗直上，肩胛部凹陷处即是。

【**保健按摩**】每天坚持按揉秉风 100~200下，可以缓解肩胛疼痛。

秉风
臑俞
天宗
肩贞
小海
支正
养老

曲垣 SI 13

【主　治】肩背疼痛，颈项强急，冈上肌腱炎，肩关节周围炎。

【定位取穴】在肩胛区，肩胛冈内侧端上缘凹陷中。

【简易找穴】低头，后颈部最突起椎体往下数2个椎体，即第2胸椎棘突，与臑俞连线中点处即是。

【保健按摩】每天用指腹按揉曲垣100~200下，对上肢不适、肩背酸痛等症状有很好的调理作用。

肩外俞 SI 14

【主　治】肩背酸痛，肩胛神经痛，颈项强急，落枕，肘臂冷痛。

【定位取穴】在脊柱区，第1胸椎棘突下，后正中线旁开3寸。

【简易找穴】在背部，先找到第1胸椎棘突，在其下方旁开4横指处即是。

【保健按摩】每天坚持按揉肩外俞100~200下，可辅助治疗肩背疼痛、颈项强急等肩背颈项疾病。

肩中俞 SI 15

【主　治】咳嗽，气喘，支气管炎及喘息，支气管扩张，肺结核，肩背痛，肩胛神经痛，瘰疬。

【定位取穴】在脊柱区，第7颈椎棘突下，后正中线旁开2寸。

【简易找穴】低头，后颈部最突起椎体旁开3横指处即是。

【保健按摩】每天坚持按揉肩中俞100~200下，可缓解颈肩疼痛。

天窗 SI 16

【主　治】耳鸣，耳聋，咽喉肿痛，颈项强痛，暴喑，癫狂。

【定位取穴】在颈部，横平喉结，胸锁乳突肌的后缘。

【简易找穴】转头，从耳下向喉咙中央走行的绷紧的肌肉后缘与喉结相平处即是。

【保健按摩】每天坚持按揉天窗100~200下，可治耳鸣、耳聋等耳部疾病。

天容 SI 17

【主　治】耳鸣，耳聋，咽喉肿痛，颈项强痛。

【定位取穴】在颈部，下颌角后方，胸锁乳突肌前缘凹陷中。

【简易找穴】耳垂下方的下颌角后方凹陷处即是。

【保健按摩】用指腹用力按揉天容100~200下，能缓解落枕带来的不适。长期坚持按摩，可治耳鸣、耳聋、咽喉肿痛等五官疾病。

颧髎 SI 18

【主　治】口眼㖞斜，齿痛，唇肿，神经麻痹，面肌痉挛，三叉神经痛，鼻炎，鼻窦炎。

【定位取穴】在面部，颧骨下缘，目外眦直下凹陷中。

【简易找穴】在面部，颧骨最高点下缘凹陷处即是。

【保健按摩】长期坚持按摩颧髎，对面部有很好的保养作用，可提升气色，振奋精神，还可以预防面神经麻痹、三叉神经痛等面部疾病。

听宫 SI 19

【主　　治】耳鸣，耳聋，外耳道炎，神经性耳聋，中耳炎，耳痛，齿痛，癫狂，音哑，下颌关节炎，面神经麻痹，失音症。

【定位取穴】在面部，耳屏正中与下颌骨髁突之间的凹陷中。

【简易找穴】微张口，耳屏与下颌关节之间凹陷处即是。

【保健按摩】每天坚持按揉听宫 100~200 下，可缓解耳鸣、耳聋，也可用于辅助治疗面瘫、牙痛等头面部疾病。

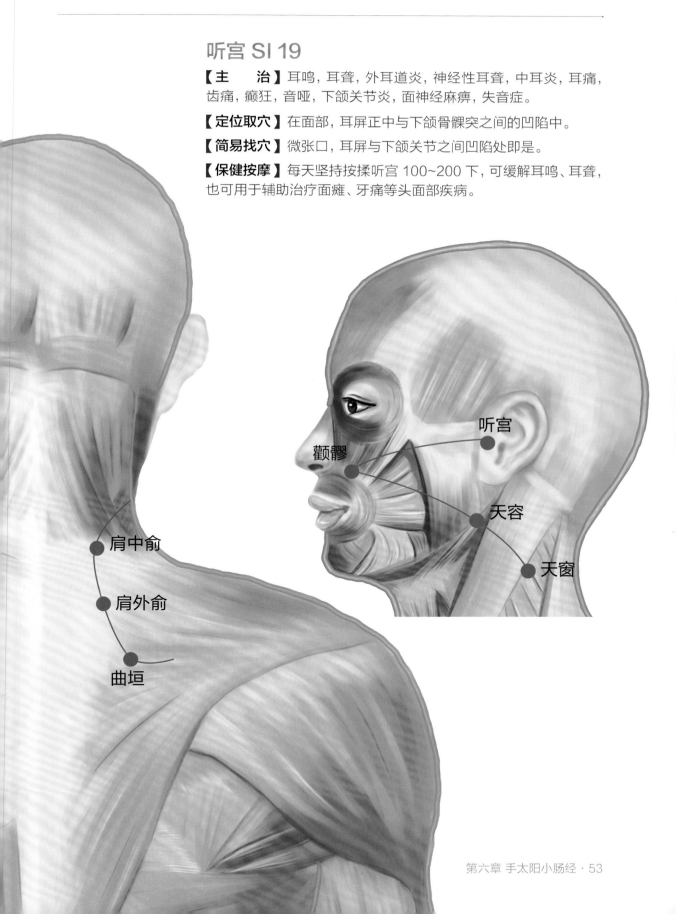

第七章 足太阳膀胱经

足太阳膀胱经,连络肾脏,归属膀胱。它贯穿头、背、足,是连接全身穴位最多也是最长的经脉。膀胱经循行背部,分布着五脏六腑的背俞穴,所以五脏六腑的问题都可以从膀胱经调治,也是我们保健按摩的重点经络之一。

穴位数量 凡67穴,左右共134穴

穴位分布 有49个穴位分布在头面部、项背部和腰背部,18个穴位分布在下肢后面的正中线上和足的外侧部

敲膀胱经

根据膀胱经的运行规律,刺激它最好在15~17点这个时间段。足太阳膀胱经的气血在此时是最旺盛的,如果能经常按摩,把膀胱经的气血疏通了,维持膀胱经的正常健康运行,对于人体具有非常好的保健作用。

睛明 BL 1

【主　　治】近视眼,视神经炎,视神经萎缩,青光眼,夜盲。

【定位取穴】在面部,目内眦内上方眶内侧壁凹陷中。

【简易找穴】正坐合眼,手指置于内侧眼角稍上方,按压有一凹陷处即是。

【保健按摩】睛明是治疗眼病的关键穴位,长期坚持用指端按揉睛明,每次100~200下,可缓解眼部不适。

攒竹 BL 2

【主　　治】结膜炎,泪囊炎,角膜白斑,面神经麻痹,神经性头痛。

【定位取穴】在面部,眉头凹陷中,额切迹处。

【简易找穴】皱眉,眉毛内侧端有一隆起处即是。

【保健按摩】经常用食指由内向外稍用力沿眉毛刮抹眼眶,可以缓解视疲劳。

眉冲 BL 3

【主　　治】痫证,头痛,眩晕,目视不明,鼻塞,目痛,癫痫,目赤,神经性头痛,鼻炎,结膜炎。

【定位取穴】在头部,额切迹直上入发际0.5寸。

【简易找穴】手指自眉毛向上推,入发际0.5寸按压有痛感处即是。

【保健按摩】坚持用指腹按揉眉冲100~200下,可改善目赤肿痛、目视不明等眼部疾病。

曲差 BL 4

【主　　治】头痛,头晕,目视不明,目痛,鼻塞。

【定位取穴】在头部,前发际正中直上0.5寸,旁开1.5寸。

【简易找穴】前发际正中直上0.5寸,再旁开量2横指,取前发际中点至额角发迹连线的内1/3与外2/3交界处即是。

【保健按摩】用指腹按压曲差100~200下,可缓解鼻塞、流鼻涕、鼻炎等症状。

五处 BL 5

【主　治】头痛，目眩，目视不明，惊风，癫痫，半身不遂，抽搐。

【定位取穴】在头部，前发际正中直上 1 寸，旁开 1.5 寸。

【简易找穴】前发际正中直上 1 横指，再旁开量 2 横指处即是。

【保健按摩】用指腹按压五处 100~200 下，能缓解小儿惊风症状。

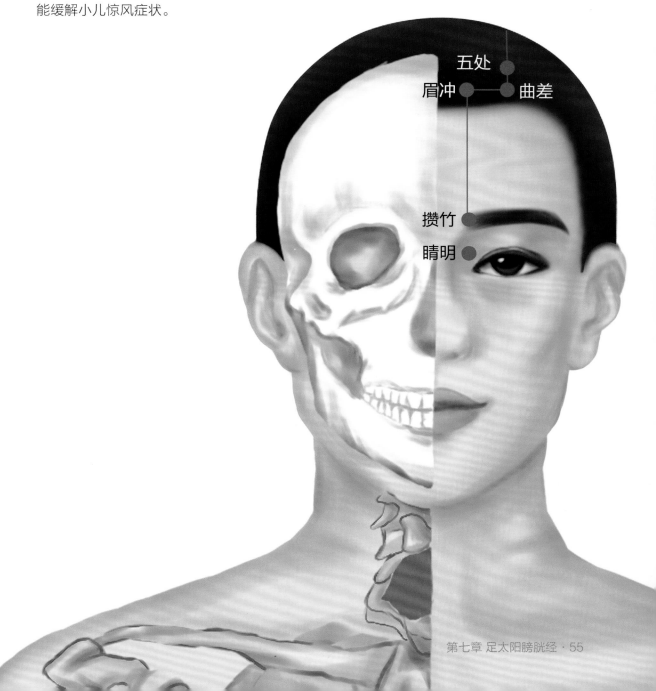

承光 BL 6

【主　治】头痛，目眩，呕吐烦心，目视不明，鼻塞多涕，癫痫。

【定位取穴】在头部，前发际正中直上 2.5 寸，旁开 1.5 寸。

【简易找穴】先取百会，再取百会至前发际的中点，再旁开量 2 横指处即是。

【保健按摩】以指腹按压承光，长期坚持对头痛、目眩、鼻塞等症有很好的改善作用。

通天 BL 7

【主　治】头痛，头重，眩晕，鼻塞，鼻渊。

【定位取穴】在头部，前发际正中直上 4 寸，旁开 1.5 寸处。

【简易找穴】先取承光，其直上 2 横指处即是。

【保健按摩】经常按压通天，每次 100~200 下，可缓解头痛、鼻塞、鼻出血、鼻窦炎等疾病。

络却 BL 8

【主　治】眩晕，耳鸣，鼻塞，癫狂，痫证，目视不明。

【定位取穴】在头部，前发际正中直上 5.5 寸，旁开 1.5 寸。

【简易找穴】先取承光，其直上 4 横指处即是。

【保健按摩】坚持按压络却，每次 100~200 下，可缓解头晕、目视不明、耳鸣等症。

玉枕 BL 9

【主　治】头痛，目痛，鼻塞，呕吐。

【定位取穴】在头部，后发际正中直上 2.5 寸，旁开 1.3 寸。

【简易找穴】沿后发际正中向上轻推，触及枕骨，由此旁开 2 横指，在骨性隆起的外上缘有一凹陷处即是。

【保健按摩】头痛时，可点按玉枕 100~200 下，或用掌侧刮拭此穴，刮至头皮发热，头痛症状就会缓解很多。

天柱 BL 10

【主　治】头痛，项强，眩晕，目赤肿痛，肩背痛，鼻塞，视物不明，迎风流泪，咽肿，癫狂，惊痫，咽喉肿痛，目赤痛，小儿惊痫。

【定位取穴】在颈后部，横平第 2 颈椎棘突上际，斜方肌外缘凹陷中。

【简易找穴】后发际正中旁开 2 横指处即是。

【保健按摩】每天坚持按压天柱 100~200 下，对头痛、视力模糊、头脑不清有很好的辅助治疗疗效。

大杼 BL 11

【主　治】咳嗽，发热，头痛，肩背痛，颈项拘急，鼻塞，咽喉肿痛，伤风头痛，胸胁气满，癫痫，眩晕，虚劳。

【定位取穴】在上背部，第 1 胸椎棘突下，后正中线旁开 1.5 寸。

【简易找穴】低头屈颈，颈背交界处椎骨高突向下推 1 个椎体，下缘旁开 2 横指处即是。

【保健按摩】用指腹按压大杼，长期坚持，可缓解咳嗽、发热、肩背痛等疾病。

风门 BL 12

【主　治】伤风咳嗽，发热头痛，目眩，项强，胸背痛，鼻塞多涕。

【定位取穴】在上背部，第 2 胸椎棘突下，后正中线旁开 1.5 寸。

【简易找穴】低头屈颈，颈背交界处椎骨高突向下推 2 个椎体，其下缘旁开 2 横指处即是。

【保健按摩】坚持用指腹按压风门，每次 100~200 下，可有效改善风寒感冒、发热、咳嗽、哮喘、支气管炎等疾病。

肺俞 BL 13

【**主　治**】咳嗽，气喘，胸满，背痛，潮热，盗汗，骨蒸，吐血，鼻塞。

【**定位取穴**】在上背部，第 3 胸椎棘突下，后正中线旁开 1.5 寸。

【**简易找穴**】低头屈颈，颈背交界处椎骨高突向下推 3 个椎体，下缘旁开 2 横指处即是。

【**保健按摩**】用手掌反复摩擦肺俞，可以缓解哮喘。

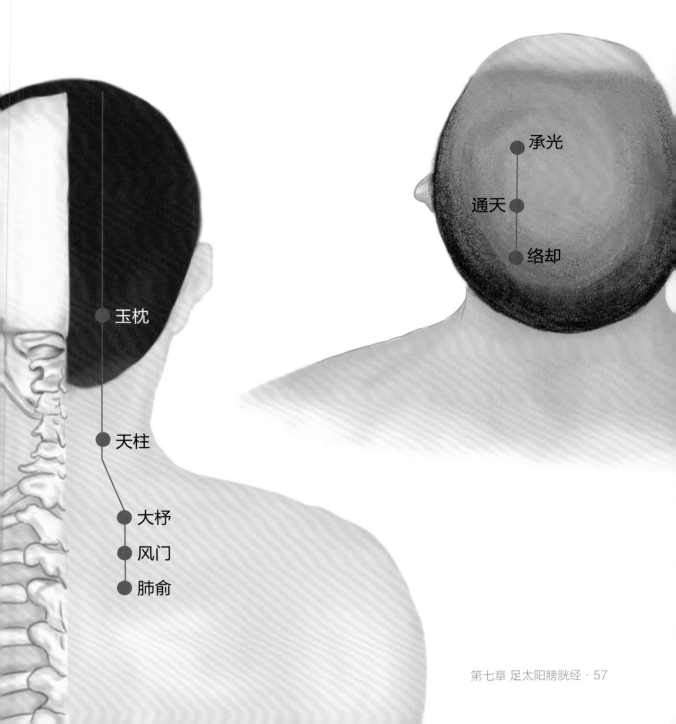

厥阴俞 BL 14

【主　治】心痛，心悸，胸闷，咳嗽，呕吐，盗汗，失眠，心律不齐，心绞痛，肋间神经痛，咳嗽，胸胁满痛，肩胛酸痛。

【定位取穴】在上背部，第 4 胸椎棘突下，后正中线旁开 1.5 寸。

【简易找穴】低头屈颈，颈背交界处椎骨高突向下推 4 个椎体，下缘旁开 2 横指处即是。

【保健按摩】每天轻轻拍打厥阴俞 100 下，长期坚持可缓解胸闷、心痛、心悸等症。

心俞 BL 15

【主　治】心痛，心悸，心烦，失眠，多梦，癫狂痫，咳嗽，盗汗。

【定位取穴】在上背部，第 5 胸椎棘突下，后正中线旁开 1.5 寸。

【简易找穴】肩胛骨下角水平连线与脊柱相交椎体处，往上推 2 个椎体，其下缘旁开 2 横指处即是。

【保健按摩】每天坚持按摩心俞，可缓解心惊气促、心动过速、心绞痛等心血管疾病症状。

督俞 BL 16

【主　治】心痛，胸闷，呃逆，腹痛腹胀，肠鸣，恶寒发热。

【定位取穴】在上背部，第 6 胸椎棘突下，后正中线旁开 1.5 寸。

【简易找穴】肩胛骨下角水平连线与脊柱相交椎体处，往上推 1 个椎体，其下缘旁开 2 横指处即是。

【保健按摩】稍用力按压督俞，可缓解心绞痛；或用掌侧刮拭，可辅助治疗腹胀、腹痛等胃肠疾病。

膈俞 BL 17

【主　治】心痛，心悸，胸痛，胸闷，吐血，鼻出血，呕吐，呃逆，腹痛积聚，饮食不下，肩背疼痛，骨蒸潮热，自汗盗汗，癫狂。

【定位取穴】在背部，第 7 胸椎棘突下，后正中线旁开 1.5 寸。

【简易找穴】肩胛骨下角水平连线与脊柱相交椎体处，其下缘旁开 2 横指处即是。

【保健按摩】坚持按揉膈俞，每次 100~200 下，可缓解中风患者进食难、吃饭呛、喝水呛等症状。

肝俞 BL 18

【主　治】脘腹胀痛，胸胁支满，饮食不化，目赤痒痛，鼻出血，头痛眩晕，颈项强痛，腰背痛。

【定位取穴】在背部，第 9 胸椎棘突下，后正中线旁开 1.5 寸。

【简易找穴】肩胛骨下角水平连线与脊柱相交椎体处，往下推 2 个椎体，其下缘旁开 2 横指处即是。

【保健按摩】坚持按揉肝俞，稍稍用力，每次 100~200 下，可缓解眼红、眼痛等症状。

胆俞 BL 19

【主　治】胸胁疼痛，脘腹胀满，饮食不下，咽痛，惊悸不寐，虚劳失精。

【定位取穴】在背部，第 10 胸椎棘突下，后正中线旁开 1.5 寸。

【简易找穴】肩胛骨下角水平连线与脊柱相交椎体处，往下推 3 个椎体，其下缘旁开 2 横指处即是。

【保健按摩】用拇指点压胆俞，以局部有酸、胀、麻感为佳，长期坚持可改善胆部疾病。

脾俞 BL 20

【主　治】呕吐，噎嗝，胃痛，胸胁胀痛，不欲饮食，泄泻痢疾，虚劳，尿血，遗精，白浊，腰背痛。

【定位取穴】在下背部，第 11 胸椎棘突下，后正中线旁开 1.5 寸。

【简易找穴】肚脐水平线与脊柱相交椎体处，往上推 3 个椎体，其上缘旁开 2 横指处即是。

【保健按摩】长期按揉脾俞，可以补脾气，令身体强壮，说话有力。

胃俞 BL 21

【主　治】脾胃虚弱，脘腹胀痛，噎膈，饮食不下，肠鸣腹痛，小儿疳积，胸胁支满，咳嗽，虚劳，经闭，痛疸。

【定位取穴】在下背部，第 12 胸椎棘突下，后正中线旁开 1.5 寸。

【简易找穴】肚脐水平线与脊柱相交椎体处，往上推 2 个椎体，其上缘旁开 2 横指处即是。

【保健按摩】用按摩棒适当用力揉按胃俞，长期坚持有和胃降逆、健脾助运之功效。

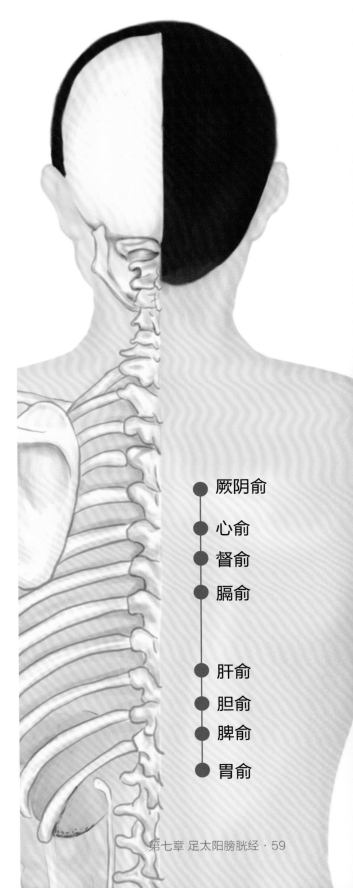

- ● 厥阴俞
- ● 心俞
- ● 督俞
- ● 膈俞
- ● 肝俞
- ● 胆俞
- ● 脾俞
- ● 胃俞

三焦俞 BL 22

【主 治】呕吐，呃逆，饮食不化，胸腹胀满，肠鸣泄泻，头痛目眩，腰脊强痛，小便不利，尿血，消渴，遗尿，遗精。

【定位取穴】在腰部，第 1 腰椎棘突下，后正中线旁开 1.5 寸。

【简易找穴】肚脐水平线与脊柱相交椎体处，往上推 1 个椎体，其上缘旁开 2 横指处即是。

【保健按摩】经常用指腹点揉按压三焦俞，每次 100~200 下，可缓解腰痛，保护腰椎。

肾俞 BL 23

【主 治】遗精，阳痿，早泄，不孕，不育，遗尿，月经不调，白带，腰背酸痛，头昏，耳鸣，耳聋，小便不利，水肿，喘咳少气。

【定位取穴】在腰部，第 2 腰椎棘突下，后正中线旁开 1.5 寸。

【简易找穴】肚脐水平线与脊柱相交椎体处，其下缘旁开 2 横指处即是。

【保健按摩】每天坚持按揉肾俞 100 下，可补肾强身。

气海俞 BL 24

【主 治】腰骶疼痛，月经不调，痛经，痔疮下血。

【定位取穴】在腰部，第 3 腰椎棘突下，后正中线旁开 1.5 寸。

【简易找穴】肚脐水平线与脊柱相交椎体处，往下推 1 个椎体，其下缘旁开 2 横指处即是。

【保健按摩】坚持用力按摩气海俞，每次 100~200 下，能防治腰背酸痛、腰膝无力、阳痿等症。

大肠俞 BL 25

【主 治】反胃噎膈，饮食不化，肠鸣腹胀，肠澼泻痢，便秘脱肛，遗尿，痛经。

【定位取穴】在腰部，第 4 腰椎棘突下，后正中线旁开 1.5 寸。

【简易找穴】两侧髂嵴连线与脊柱交点，旁开量 2 横指处即是。

【保健按摩】用指腹按压大肠俞，长期坚持可缓解腹痛、腹泻等肠道疾病。

关元俞 BL 26

【主 治】腹胀肠鸣，泄泻痢疾，腰痛，遗尿，尿闭，疝气，消渴。

【定位取穴】在腰骶部，第 5 腰椎棘突下，后正中线旁开 1.5 寸。

【简易找穴】两侧髂嵴连线与脊柱交点，往下推 1 个椎体，旁开量 2 横指处即是。

【保健按摩】经常按揉关元俞，可辅助治疗生殖系统疾病。

小肠俞 BL 27

【主 治】腹痛肠鸣，泄泻痢疾，便秘，便血，遗精，遗尿，淋沥，尿血，疝气，妇人带下，消渴，头痛，腰骶痛。

【定位取穴】在骶部，横平第 1 骶后孔，骶正中嵴旁 1.5 寸。

【简易找穴】两侧髂嵴连线与脊柱交点，往下推 2 个椎体，旁开量 2 横指处即是。

【保健艾灸】每天用艾条灸小肠俞 10 分钟，可辅助治疗遗尿、遗精等生殖系统疾病。

膀胱俞 BL 28

【主　治】小便赤涩，尿失禁，癃闭，疝气偏坠，泄泻，痢疾，腹痛，腰腿疼痛。

【定位取穴】在骶部，横平第2骶后孔，骶正中嵴旁1.5寸。

【简易找穴】两侧髂嵴连线与脊柱交点，往下推3个椎体，旁开量2横指处即是。

【保健刮痧】用刮痧板由上到下在膀胱俞附近刮痧，长期坚持，可改善小便不利、遗尿等膀胱功能失调病症。

中膂俞 BL 29

【主　治】腰骶疼痛，痉瘛反折，胁痛腹胀，疝痛，赤白痢疾，肾虚消渴。

【定位取穴】在骶部，横平第3骶后孔，骶正中嵴旁1.5寸。

【简易找穴】两侧髂嵴连线与脊柱交点，往下推4个椎体，旁开量2横指处即是。

【保健按摩】每天坚持按揉中膂俞100下，可调理腹泻、疝气。

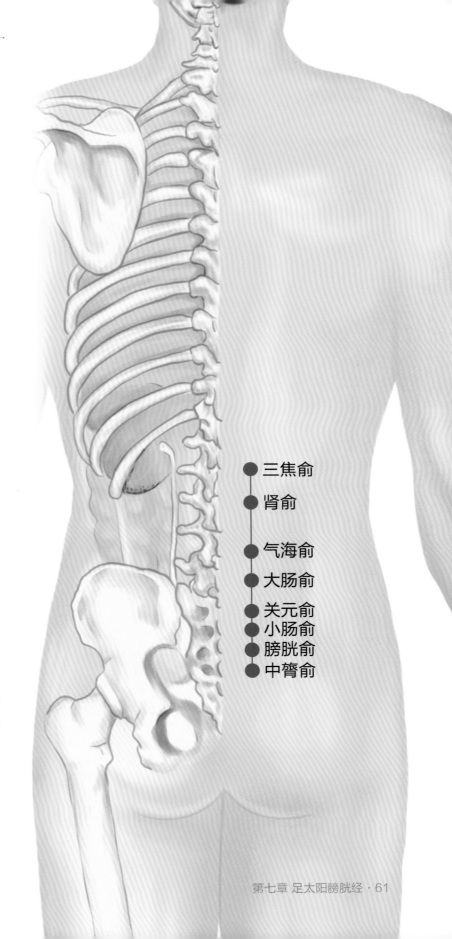

三焦俞

肾俞

气海俞

大肠俞

关元俞
小肠俞
膀胱俞
中膂俞

白环俞 BL 30

【主　治】月经不调，赤白带下，血崩，不孕，遗尿，遗精，疝气，尿闭，小便黄赤。

【定位取穴】在骶部，横平第 4 骶后孔，骶正中嵴旁 1.5 寸。

【简易找穴】两侧髂嵴连线与脊柱交点，往下推 5 个椎体，旁开量 2 横指处即是。

【保健按摩】每天坚持按揉白环俞 200 下，可辅助治疗遗精、月经不调等病症。

八髎 BL 31~34

【主　治】小便不利，月经不调，带下，遗精，阳痿，腰骶痛，下肢痿痹。

【定位取穴】在第 1、2、3、4 骶后孔中，分别为上髎、次髎、中髎、下髎。

【简易找穴】俯卧，用食指、中指、无名指、小指，按骶骨第 1~4 假棘突上，然后向外侧移行约 1 横指，有凹陷处取之。四指所处位置即为上髎、次髎、中髎、下髎。

【保健按摩】每天用手掌擦热八髎，可缓解生殖系统方面的疾病。

会阳 BL 35

【主　治】泄泻，痢疾，便血，痔疮，淋病，阳痿，经期腰痛，赤白带下。

【定位取穴】在骶尾部，尾骨尖旁开 0.5 寸。

【简易找穴】俯卧，顺着脊柱向下摸到尽头，旁开 0.5 寸处即是。

【保健按摩】坚持用指腹揉按会阳，以有酸痛感为佳，每次 100~200 下，可缓解腹泻、痢疾、痔疮、便血等症。

承扶 BL 36

【主　治】腰腿疼痛，下肢痿痹，痔疮出血，小便不利，大便秘结。

【定位取穴】在股后部，臀下横纹的中点。

【简易找穴】俯卧，臀下横纹正中点，按压有酸胀感处即是。

【保健按摩】坚持用指腹按摩承扶，每次 100~200 下，可缓解腰腿痛、下肢瘫痪、痔疮、生殖器官疼痛。

殷门 BL 37

【主　治】腰背疼痛，下肢痿痹，股后肿痛，疝气。

【定位取穴】在股后区，臀下横纹下 6 寸，股二头肌与半腱肌之间。

【简易找穴】先找到承扶、膝盖后面凹陷中央的腘横纹中点，两者连线的中点上 1 横指即是。

【保健按摩】经常用小木槌等敲打殷门，每次 100 下，对腰背疼痛和椎间盘突出症状改善效果明显。

浮郄 BL 38

【主　治】呕吐，泄泻，臀股麻木，腘筋挛急，大便秘结，小便热赤。

【定位取穴】在膝后部，腘横纹上 1 寸，股二头肌腱的内侧缘。

【简易找穴】先找到委阳，向上 1 横指处即是。

【保健按摩】每天用指腹点揉浮郄 100~200 下，可缓解腓肠肌痉挛（即小腿肚转筋）带来的不适。

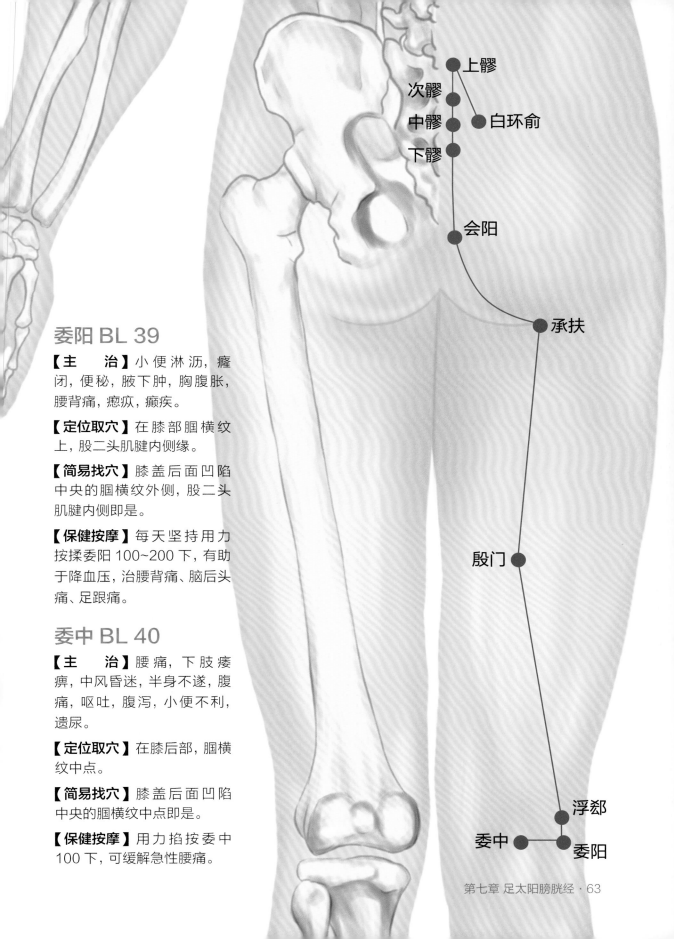

委阳 BL 39

【主　治】小便淋沥，癃闭，便秘，腋下肿，胸腹胀，腰背痛，瘈疭，癫疾。

【定位取穴】在膝部腘横纹上，股二头肌腱内侧缘。

【简易找穴】膝盖后面凹陷中央的腘横纹外侧，股二头肌腱内侧即是。

【保健按摩】每天坚持用力按揉委阳 100~200 下，有助于降血压，治腰背痛、脑后头痛、足跟痛。

委中 BL 40

【主　治】腰痛，下肢痿痹，中风昏迷，半身不遂，腹痛，呕吐，腹泻，小便不利，遗尿。

【定位取穴】在膝后部，腘横纹中点。

【简易找穴】膝盖后面凹陷中央的腘横纹中点即是。

【保健按摩】用力掐按委中 100 下，可缓解急性腰痛。

上髎
次髎
中髎　白环俞
下髎

会阳

承扶

殷门

浮郄
委中　委阳

附分 BL 41

【主　治】肩背拘急，颈项强痛，肘臂麻木。

【定位取穴】在上背部，第 2 胸椎棘突下，后正中线旁开 3 寸。

【简易找穴】低头屈颈，颈背交界处椎骨高突向下推 2 个椎体，其下缘旁开 4 横指处。

【保健按摩】用力按揉附分，长期坚持可改善颈项强痛、肩背拘急。

魄户 BL 42

【主　治】肺痨，咳嗽，气喘，颈项强，肩背痛，呕吐，感冒。

【定位取穴】在上背部，第 3 胸椎棘突下，后正中线旁开 3 寸。

【简易找穴】低头屈颈，颈背交界处椎骨高突向下推 3 个椎体，其下缘旁开 4 横指处即是。

【保健按摩】坚持用力按揉魄户，每次 100 下，可治咳嗽、气喘等肺疾。

膏肓 BL 43

【主　治】羸瘦虚损，骨蒸潮热，盗汗自汗，脾胃虚弱，四肢倦怠，肩背痛风，癫狂，健忘，梦遗失精。

【定位取穴】在上背部，第 4 胸椎棘突下，后正中线旁开 3 寸。

【简易找穴】低头屈颈，颈背交界处椎骨高突向下推 4 个椎体，其下缘旁开 4 横指处即是。

【保健刮痧】颈肩痛时，可用刮痧板从上向下刮拭膏肓，以背部微红为宜。

神堂 BL 44

【主　治】咳嗽气喘，脊背强痛，胸闷，腹胀。

【定位取穴】在背部，第 5 胸椎棘突下，后正中线旁开 3 寸。

【简易找穴】肩胛骨下角水平连线与脊柱相交椎体处，往上推 2 个椎体，其下缘水平线与肩胛骨脊柱缘的垂直线交点即是。

【保健按摩】用指腹点压神堂，可缓解咳嗽、气喘、脊背强痛等。

譩譆 BL 45

【主　治】胸痛，少腹胀满，腰胁痛，癫狂，痫证，痴呆，不眠，虚劳烦热，热病汗不出，咳嗽，气喘，呕吐，目痛，目眩，疟疾。

【定位取穴】在背部，第 6 胸椎棘突下，后正中线旁开 3 寸。

【简易找穴】肩胛骨下角水平连线与脊柱相交椎体处，往上推 1 个椎体，其下缘水平线与肩胛骨脊柱缘的垂直线交点即是。

【保健按摩】经常用按摩槌敲打刺激譩譆，可缓解背部肌肉疼痛。

膈关 BL 46

【主　治】呕吐噎膈，嗳气吞酸，呃逆不止，胸腹满痛，小便黄赤，脊强背痛，浑身骨节疼痛。

【定位取穴】在背部，第 7 胸椎棘突下，后正中线旁开 3 寸。

【简易找穴】肩胛骨下角水平连线与肩胛骨脊柱缘的垂直线交点即是。

【保健按摩】经常用按摩槌敲打刺激膈关，可防治呕吐、打嗝、胃痛等症。

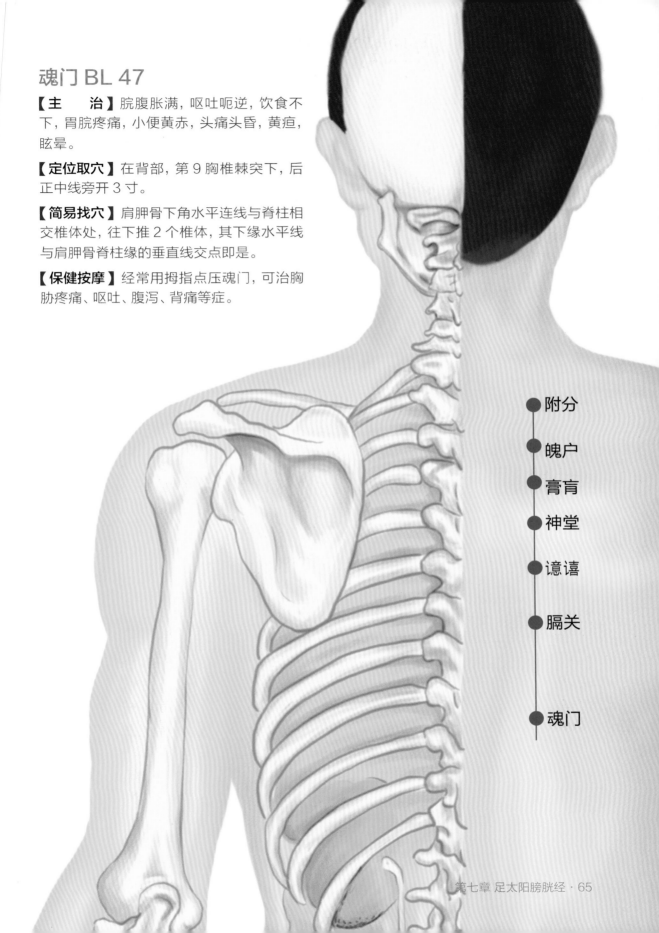

魂门 BL 47

【**主 治**】脘腹胀满，呕吐呃逆，饮食不下，胃脘疼痛，小便黄赤，头痛头昏，黄疸，眩晕。

【**定位取穴**】在背部，第9胸椎棘突下，后正中线旁开3寸。

【**简易找穴**】肩胛骨下角水平连线与脊柱相交椎体处，往下推2个椎体，其下缘水平线与肩胛骨脊柱缘的垂直线交点即是。

【**保健按摩**】经常用拇指点压魂门，可治胸胁疼痛、呕吐、腹泻、背痛等症。

附分

魄户

膏肓

神堂

譩譆

膈关

魂门

阳纲 BL 48

【主　治】饮食不下，脘腹胀满，黄疸，消渴，身热，胁肋痛。

【定位取穴】在下背部，第 10 胸椎棘突下，后正中线旁开 3 寸。

【简易找穴】肩胛骨下角水平连线与脊柱相交椎体处，往下推 3 个椎体，其下缘水平线与肩胛骨脊柱缘的垂直线交点即是。

【保健按摩】经常用按摩槌敲打阳纲，每次 100 下，可调理肝、胆、胃疾病引起的疼痛。

意舍 BL 49

【主　治】脘腹膜胀，饮食不下，呕吐，黄疸，肠鸣泄泻，消渴，身热，咳嗽，腰脊酸痛。

【定位取穴】在下背部，第 11 胸椎棘突下，后正中线旁开 3 寸。

【简易找穴】肚脐水平线与脊柱相交椎体处，往上推 3 个椎体，其下缘水平线与肩胛骨脊柱缘的垂直线交点即是。

【保健按摩】常按揉意舍，有健脾的功效。用艾条灸意舍，每次 10 分钟，可辅助治疗糖尿病。

胃仓 BL 50

【主　治】呕吐呃逆，胃脘疼痛，腹部膨胀，水谷不消，水肿，肠鸣泄泻，便秘。

【定位取穴】在下背部，第 12 胸椎棘突下，后正中线旁开 3 寸。

【简易找穴】肚脐水平线与脊柱相交椎体处，往上推 2 个椎体，其下缘水平线与肩胛骨脊柱缘的垂直线交点即是。

【保健按摩】常按揉胃仓可开胃，提升食欲。

肓门 BL 51

【主　治】胸腹胀满，胃脘疼痛，气攻两胁，痞块，便秘。

【定位取穴】在腰部，第 1 腰椎棘突下，后正中线旁开 3 寸。

【简易找穴】肚脐水平线与脊柱相交椎体处，往上推 1 个椎体，其下缘水平线与肩胛骨脊柱缘的垂直线交点即是。

【保健按摩】腹痛、便秘、消化不良时，可用指腹揉按肓门，持续揉按 2 分钟。

志室 BL 52

【主　治】腰脊强痛，小便淋漓，阴中肿痛，遗精阳痿，小腹痛，水肿，大便困难。

【定位取穴】在腰部，第 2 腰椎棘突下，后正中线旁开 3 寸处。

【简易找穴】肚脐水平线与脊柱相交椎体处，其下缘水平线与肩胛骨脊柱缘的垂直线交点即是。

【保健按摩】用力按揉志室，可补肾强腰。

胞肓 BL 53

【主　治】腰脊疼痛，骶骨痛，少腹坚满，小便淋沥，大便秘结，肠鸣，腹胀。

【定位取穴】横平第 2 骶后孔，骶正中嵴旁开 3 寸。

【简易找穴】两侧髂嵴连线与脊柱交点，往下推 3 个椎体，其下缘水平线与肩胛骨脊柱缘的垂直线交点即是。

【保健按摩】用指腹揉按胞肓，每次 100~200 下，长期坚持可改善腰膝寒冷症状。

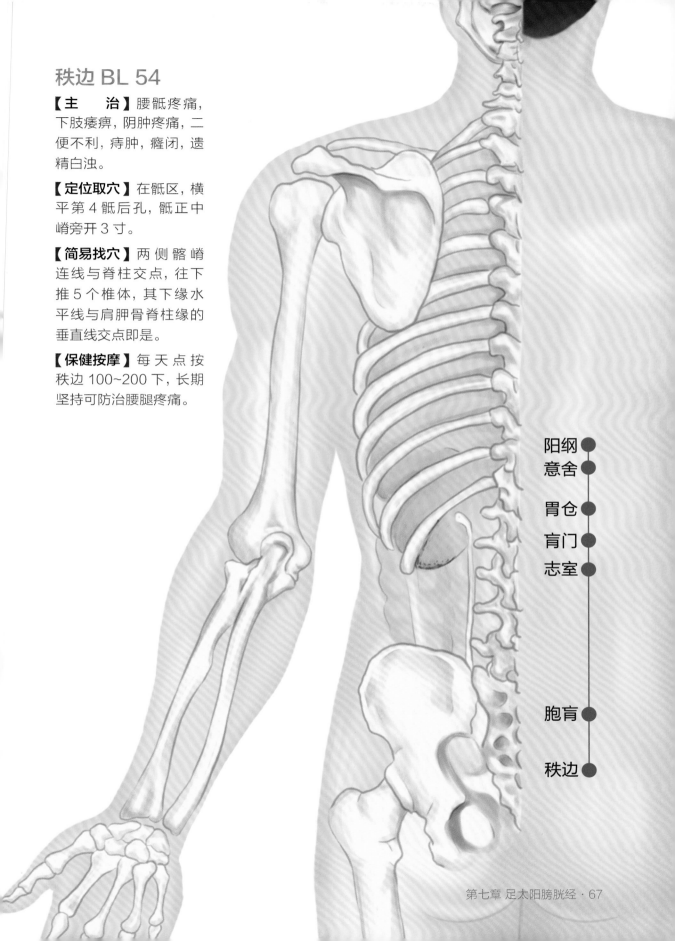

秩边 BL 54

【主　治】腰骶疼痛，下肢痿痹，阴肿疼痛，二便不利，痔肿，癃闭，遗精白浊。

【定位取穴】在骶区，横平第4骶后孔，骶正中嵴旁开3寸。

【简易找穴】两侧髂嵴连线与脊柱交点，往下推5个椎体，其下缘水平线与肩胛骨脊柱缘的垂直线交点即是。

【保健按摩】每天点按秩边100~200下，长期坚持可防治腰腿疼痛。

阳纲
意舍
胃仓
肓门
志室
胞肓
秩边

合阳 BL 55

【主　治】腰脊强痛，脚腨酸重，腿筋挛急，足踹痛，疝气，崩漏，带下，癫疾，瘕疝，腹痛。

【定位取穴】在小腿后部，腘横纹下 2 寸，腓肠肌内、外侧头之间。

【简易找穴】膝盖后面凹陷中央的腘横纹中点直下量 3 横指处即是。

【保健按摩】用掌侧从上向下刮擦合阳可治疗腰痛、坐骨神经痛、痔疮。

承筋 BL 56

【主　治】腰背疼痛，足跟痛，大便困难，痔疮，脱肛，头痛，鼻出血，癫疾。

【定位取穴】小腿后侧，腘横纹下 5 寸，腓肠肌两肌腹之间。

【简易找穴】俯卧，小腿用力，后面肌肉明显隆起，中央按压有酸胀感处即是。

【保健按摩】用指腹揉按承筋，每次 100~200 下，长期坚持可辅助治疗痔疮和小腿痉挛。

承山 BL 57

【主　治】腰脊痛，膝下肿，脚跟急痛，下肢不遂，腹痛，腹胀，大便难，泄泻，脱肛，痔疾，便血，癫疾，小儿惊痫。

【定位取穴】在小腿后侧，腓肠肌两肌腹与肌腱交角处。

【简易找穴】俯卧，膝盖后面凹陷中央的腘横纹中点与外踝尖连线的中点处即是。

【保健按摩】用指腹按摩承山，可以缓解小腿抽搐。

飞扬 BL 58

【主　治】头痛，目眩，鼻出血，颈项强，腰腿痛，膝胫无力，历节痛风，足趾不得屈伸，癫狂。

【定位取穴】在小腿后侧，昆仑直上 7 寸，腓肠肌外下缘与跟腱移行处。

【简易找穴】先找到承山，其下 1 横指再旁开 1 横指处即是。

【保健按摩】坚持用指腹揉按飞扬，每次 100 下，可缓解头痛、目眩、腰腿疼痛等疾病。

跗阳 BL 59

【主　治】腰、骶、髋、股后外侧疼痛，头痛。

【定位取穴】在小腿后外侧，昆仑直上 3 寸，腓骨与跟腱之间。

【简易找穴】平足外踝向上量 4 横指，按压有酸胀感处即是。

【保健按摩】用指节刮按跗阳，每次 100~200 下，对外踝肿痛、脚麻痹等具有明显改善作用。

昆仑 BL 60

【主　治】头痛目眩，目赤肿痛，鼻塞、鼻出血，项背强痛，腿股疼痛，浮肿，喘逆，腹满，疟疾，脚气，癫狂，痫症，难产。

【定位取穴】在踝部，外踝尖与跟腱之间凹陷中。

【简易找穴】外踝尖与跟腱之间凹陷处即是。

【保健按摩】用拇指指节由上向下轻轻刮按昆仑，每天 100 下，对腿足红肿、脚腕疼痛、脚踝疼痛等具有改善作用。

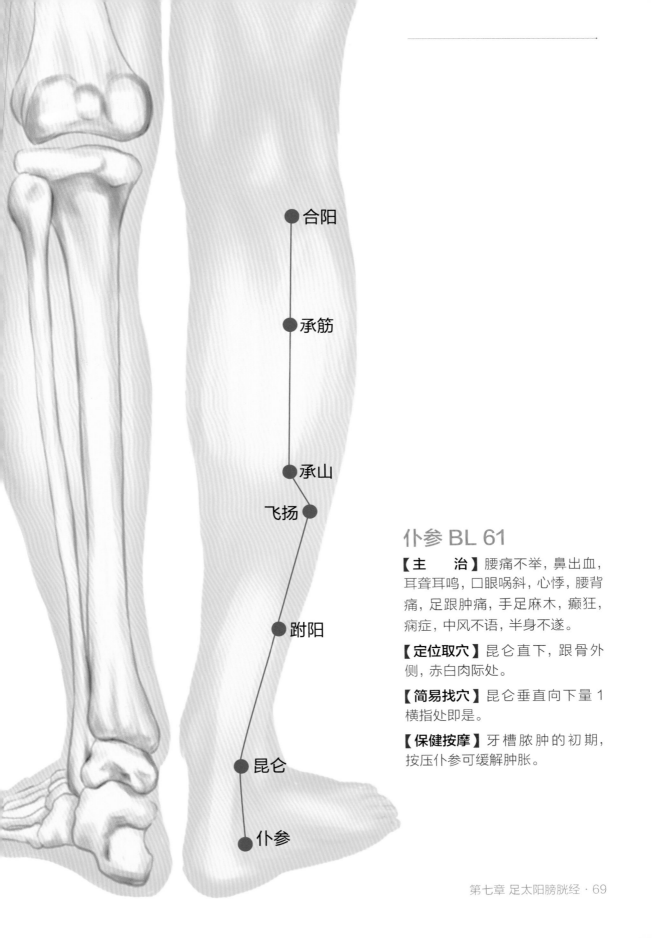

合阳

承筋

承山

飞扬

跗阳

昆仑

仆参

仆参 BL 61

【主　治】腰痛不举，鼻出血，耳聋耳鸣，口眼㖞斜，心悸，腰背痛，足跟肿痛，手足麻木，癫狂，痫症，中风不语，半身不遂。

【定位取穴】昆仑直下，跟骨外侧，赤白肉际处。

【简易找穴】昆仑垂直向下量1横指处即是。

【保健按摩】牙槽脓肿的初期，按压仆参可缓解肿胀。

申脉 BL 62

【主　治】偏正头痛，目赤肿痛，眩晕，膝部红肿，跟骨痛，足痿不收，癫痫，晕厥。

【定位取穴】在踝部，外踝下缘与跟骨之间凹陷中。

【简易找穴】正坐垂足着地，外踝垂直向下可触及一凹陷，按压有酸胀感处即是。

【保健按摩】按摩申脉可缓解头痛、眩晕、腰腿酸痛等症状。

金门 BL 63

【主　治】腰膝酸痛，下肢不遂，历节痛风，外踝红肿，牙痛，耳聋，肩背痛，癫痫，惊风。

【定位取穴】外踝前缘直下，第5跖骨粗隆后方，骰骨外侧凹陷中。

【简易找穴】正坐垂足着地，脚趾上跷可见一骨头凸起，外侧凹陷处即是。

【保健按摩】经常用指腹揉按金门，每次100~200下，可调理头晕目眩等症状。

京骨 BL 64

【主　治】头痛眩晕，目赤目翳，鼻塞，鼻出血，半身不遂，膝胫酸痛，寒湿脚气，两足生疮，心痛，腹满，便血，癫狂，痫症。

【定位取穴】在足背外侧，第5跖骨粗隆前下方，赤白肉际处。

【简易找穴】沿小趾长骨往后推，可摸到一凸起，下方皮肤颜色深浅交界处即是。

【保健按摩】坚持用指端掐揉京骨，每次100下，以有酸痛感为宜，可辅助治疗头痛、眩晕、鼻塞。

束骨 BL 65

【主　治】身热，头痛，目赤，耳聋，眩晕，项强，腰痛，癫狂，惊痫，泻痢，疟疾，痈疽，疔疮。

【定位取穴】在足背外侧，第5跖趾关节的近端，赤白肉际处。

【简易找穴】沿小趾向上摸，摸到小趾与足部相连接的关节，关节后方皮肤颜色交界处即是。

【保健按摩】用力按压束骨，每次100~200下，长期坚持可辅助治疗头痛、项强、目眩等头部疾病。

足通谷 BL 66

【主　治】头痛，头重，目眩，鼻塞，颈项痛，癫狂。

【定位取穴】在足趾，第5跖趾关节的远端，赤白肉际处。

【简易找穴】沿小趾向上摸，摸到小趾与足掌相连接的关节，关节前方皮肤颜色交界处即是。

【保健按摩】经常按足通谷，可调理呼吸系统、循环系统、消化系统病症。

至阴 BL 67

【主　治】头痛，眩晕，目翳，鼻出血，耳鸣耳聋，胸胁痛，膝肿，热病汗不出，烦心，瘛疭，小便不利，疝气，失精，疟疾，皮肤瘙痒，难产。

【定位取穴】在足趾，小趾末节外侧，趾甲根角侧后方0.1寸(指寸)。

【简易找穴】足小趾外侧，趾甲外侧缘与下缘各作一垂线，其交点处即是。

【保健按摩】掐按至阴可纠正胎位不正，或艾灸此穴，以足小趾皮肤潮红为度。此保健方法在专业医生指导下才可进行。

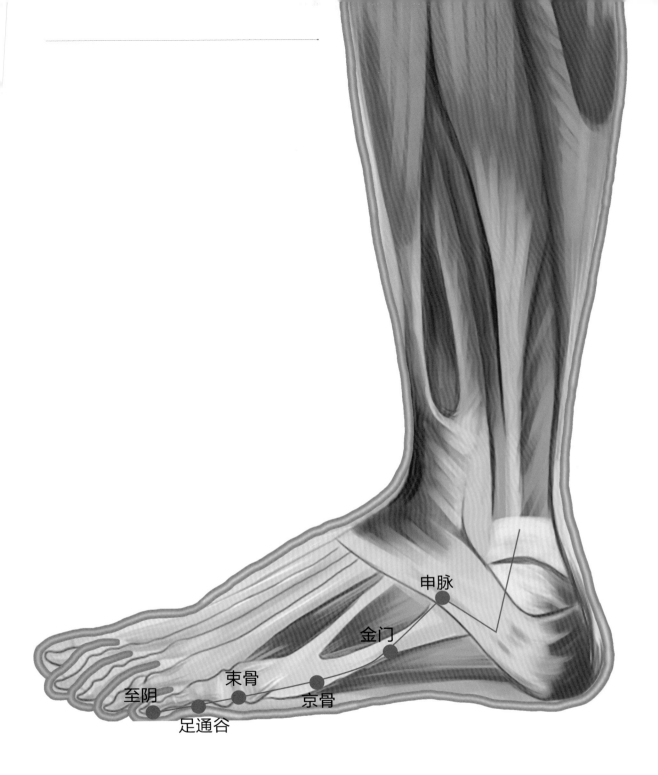

申脉

金门

束骨

京骨

至阴

足通谷

第八章 足少阴肾经

足少阴肾经，连络膀胱，归属肾脏。肾为先天之本，肾经通畅，肾气充足，身体各方面功能才能达到良好状态。肾主骨，主生殖和发育，对女性来说，通肾经可以改善经量少的症状。

穴位数量 凡27穴，左右共54穴

穴位分布 10穴分布于下肢内侧面的后缘，其余17穴位于胸腹部任脉两侧

拍肾经

每天拍打一下肾经，也可以起到益肾的作用。拍打肾经可以在休息或者觉得劳累的时候做，从大腿内侧的根部开始，在内侧的中间拍打或者指压，自上而下慢慢地往下，一直到足心处。腰为肾之府，同时配合活动腰部，可以使腰部的气血顺畅，肾气充足，肾经调和。

涌泉 KI 1

【主　治】癫狂，小儿惊风，头痛目眩，咽喉肿痛，鼻出血，瘖不能言，咳嗽短气，泄泻，二便不利，疝气，阳痿，经闭，不孕，水肿，足心热。

【定位取穴】在足底，屈足卷趾时足心最凹陷处。

【简易找穴】卷足，足底前 1/3 处可见有一凹陷，按压有酸痛感处即是。

【保健按摩】经常按摩刺激涌泉，使整个足底发热，可补肾健身，还可改善疲乏无力、神经衰弱。

然谷 KI 2

【主　治】月经不调，痛经，白带，血崩，不孕，遗精白浊，小便淋沥，疝气，黄疸，消渴，泄泻，头痛，咳喘，咯血，胸满，腰脊痛，癫疾，脚气，疮疥癣痒。

【定位取穴】在足内侧，足舟骨粗隆下方，赤白肉际处。

【简易找穴】坐位垂足，内踝前下方明显骨性标志——舟骨前下方凹陷处即是。

【保健按摩】经常按揉然谷，可固肾缩尿，防治老年人尿频；艾灸然谷可辅助治疗月经不调、带下、遗精、咽喉肿痛、小便不利等症。

太溪 KI 3

【主　治】遗精，阳痿，月经不调，经闭，咳喘，头痛，咽喉肿痛，鼻出血不止，耳鸣耳聋，热病烦心，多汗，胸胁支满，消渴，腰痛，足跟肿痛。

【定位取穴】在踝区，内踝尖与跟腱之间的凹陷中。

【简易找穴】坐位垂足，由足内踝向后推至与跟腱之间凹陷处即是。

【保健按摩】用指腹点按太溪，每次100~200下，可辅助治疗肾炎、膀胱炎、遗尿、遗精等病症。

大钟 KI 4

【主　治】咽喉肿痛，食噎不下，咳嗽咯血，哮喘，疟疾，腰脊强痛，小便淋沥，足跟肿痛。

【定位取穴】在足跟部，内踝后下方，跟骨上缘，跟腱附着部前缘凹陷中。

【简易找穴】先找到太溪，向下量半横指，再向后平推至凹陷处即是。

【保健按摩】经常捏大钟，可缓解腰痛。

水泉 KI 5

【主　治】月经不调，经闭，痛经，阴挺，小便淋沥，疝气偏坠，腹中痛。

【定位取穴】在足跟区，太溪直下1寸，跟骨结节内侧凹陷中。

【简易找穴】先找到太溪，用拇指直下量1横指，按压有酸胀感处即是。

【保健按摩】按揉水泉，可防治足跟痛。女性痛经，可在经期每天早晚用艾条各灸1次，每次10分钟。

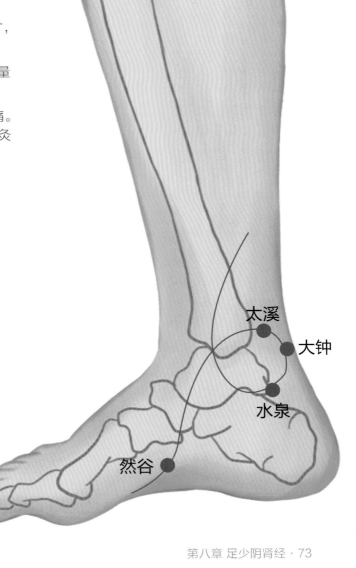

涌泉

太溪

大钟

水泉

然谷

照海 KI 6

【主　治】失眠，小便不利，小便频数，咽干咽痛，目赤肿痛，月经不调，痛经，赤白带下。

【定位取穴】在内踝尖下 1 寸，内踝下缘边际凹陷中。

【简易找穴】坐位垂足，由内踝尖垂直向下推，至下缘凹陷，按压有酸痛感处即是。

【保健按摩】常用指腹揉按照海，每次 100~200 下，有补肾、养肝、健脾的功效。

复溜 KI 7

【主　治】腰痛，水肿，小便不利，腹部胀满，肠鸣泄泻，大便脓血，盗汗，自汗，伤寒无汗，赤白带下，寒湿脚气。

【定位取穴】在小腿内侧，内踝尖上 2 寸，跟腱的前缘。

【简易找穴】先找到太溪，直上量 3 横指，跟腱前缘，按压有酸胀感处即是。

【保健按摩】用指腹推按复溜，长期坚持可缓解腹泻、盗汗、四肢乏力、腰脊强痛。

交信 KI 8

【主　治】月经不调，赤白带下，崩漏，痛经，闭经，疝气，淋病，赤白下痢，小腹疼痛，膝、股、胫内侧痛。

【定位取穴】在小腿内侧，内踝尖上 2 寸，胫骨内侧缘后际凹陷中。

【简易找穴】先找到太溪，直上量 3 横指，再前推至胫骨后凹陷处即是。

【保健按摩】每天坚持按揉交信 100~200 下，可治月经不调、痛经、崩漏等妇科疾病。

筑宾 KI 9

【主　治】癫疾，疝气，不孕，腹痛，脚软无力。

【定位取穴】在小腿内侧，太溪直上 5 寸，比目鱼肌与跟腱之间。

【简易找穴】先找到太溪，直上量 7 横指，按压有酸胀感处即是。

【保健按摩】用指腹揉按筑宾，每次 100~200 下，可改善小腿痉挛、脚软无力等不适症状。

阴谷 KI 10

【主　治】少腹疼痛，小便不利，疝气偏坠，遗精阳痿，崩漏，带下，经闭，心口痛，膝痛不可屈伸。

【定位取穴】在膝后区，腘窝内侧，半腱肌肌腱与半膜肌肌腱之间。

【简易找穴】微屈膝，在腘窝横纹内侧可触及两条筋，两筋之间凹陷处即是。

【保健按摩】坚持用指腹揉按阴谷，每次 100~200 下，可辅助治疗阳痿、早泄、遗精、前列腺炎等男性功能障碍疾病。

横骨 KI 11

【主　治】小便淋沥，遗精，阳痿，遗尿，癃闭，经闭，少腹痛，脱肛，腰痛。

【定位取穴】在下腹部，脐中下 5 寸，前正中线旁开 0.5 寸。

【简易找穴】仰卧，耻骨联合上缘中点，再旁开半横指处即是。

【保健按摩】用掌侧推摩横骨，每次 100~200 下，可调理小便不利、遗尿、遗精等泌尿生殖系统疾病。

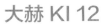

大赫 KI 12

【主 治】 遗精，月经不调，痛经，不孕，带下，泄泻，痢疾。

【定位取穴】 在下腹部，脐中下4寸，前正中线旁开0.5寸。

【简易找穴】 仰卧，依上法找到横骨，向上1横指处即是。

【保健按摩】 用指腹推摩大赫，每次100~200下，长期坚持可调理生殖系统、泌尿系统疾病。

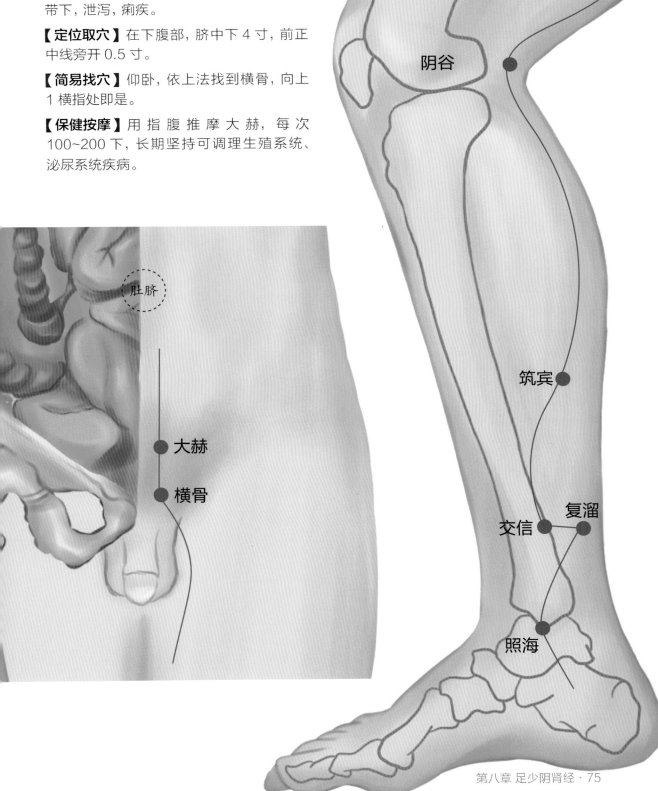

气穴 KI 13

【主 治】子宫虚寒，月经不调，经闭，经痛，崩漏，带下，不孕，堕胎腹痛，小便不利，泻痢不止，奔豚，胁痛，腰脊痛。

【定位取穴】在下腹部，脐中下 3 寸，前正中线旁开 0.5 寸。

【简易找穴】肚脐下 4 横指，再旁开半横指处即是。

【保健按摩】用指腹推摩气穴，每次 100~200 下，长期坚持可辅助治疗生殖系统疾病。

四满 KI 14

【主 治】月经不调，痛经，经闭，崩漏，带下，不孕，漏胎，遗精白浊，小便失禁，疝瘕积聚，腹痛泄泻，鼓胀。

【定位取穴】在下腹部，脐中下 2 寸，前正中线旁开 0.5 寸。

【简易找穴】仰卧，肚脐下 3 横指，再旁开半横指处即是。

【保健按摩】长期坚持按揉四满，每次 100~200 下，可调理腹痛、便秘、腹泻、月经不调等症。

中注 KI 15

【主 治】月经不调，小便淋沥，腹泻不止，大便燥结，腰脊疼痛。

【定位取穴】在下腹部，脐中下 1 寸，前正中线旁开 0.5 寸。

【简易找穴】仰卧，肚脐下半横指，再旁开半横指处即是。

【保健按摩】长期坚持按揉中注，可调理腹痛、便秘、腹泻、月经不调等症。

肓俞 KI 16

【主 治】腹部胀满，肠鸣切痛，黄疸，泄泻，便秘，疝气。

【定位取穴】在腹中部，脐中旁开 0.5 寸。

【简易找穴】仰卧，肚脐旁开半横指处即是。

【保健按摩】用指腹推摩肓俞，每次 100~200 下，可调理腹痛、便秘、腹泻、月经不调、疝气等。

商曲 KI 17

【主 治】腹中积聚，胃痛，泄泻，便秘。

【定位取穴】在上腹部，脐中上 2 寸，前正中线旁开 0.5 寸。

【简易找穴】仰卧，肚脐上 3 横指，再旁开半横指处即是。

【保健按摩】用指腹推摩商曲，每次 100~200 下，可辅助治疗胃痛、便秘、腹泻。

石关 KI 18

【主 治】饮食不化，反胃吐食，呃逆，腹痛，便秘，脊强，不孕。

【定位取穴】在上腹部，脐中上 3 寸，前正中线旁开 0.5 寸。

【简易找穴】仰卧，肚脐上 4 横指，再旁开半横指处即是。

【保健按摩】用手掌面稍用力按压石关，以有酸胀感为宜，每次揉按 100 下，可辅助治疗呕吐、腹痛、女性不孕等。

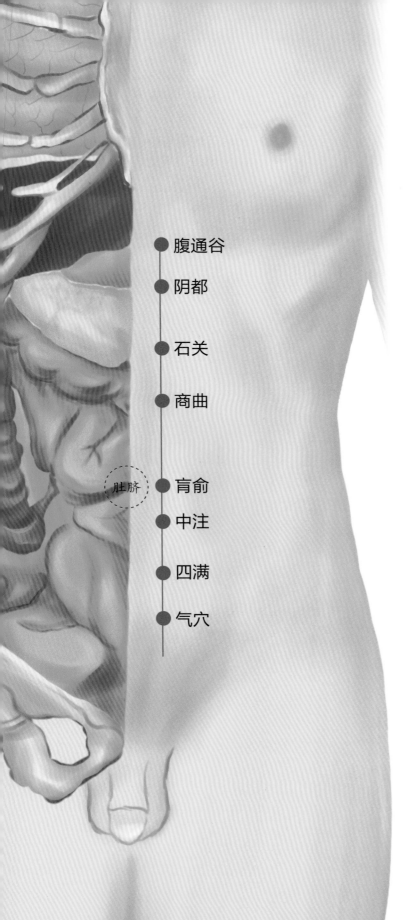

腹通谷

阴都

石关

商曲

肓俞

肚脐

中注

四满

气穴

阴都 KI 19

【主　治】腹胀，肠鸣，腹痛，便秘，哮喘，不孕。

【定位取穴】在上腹部，脐中上 4 寸，前正中线旁开 0.5 寸。

【简易找穴】仰卧，胸剑联合与肚脐连线中点，再旁开半横指处即是。

【保健按摩】经常用大鱼际按摩阴都、中脘，可调理胃胀、胃痛、恶心等。

腹通谷 KI 20

【主　治】恶心呕吐，腹痛腹胀，饮食不消，胸胁支满，心悸惊恐，咽喉不利。

【定位取穴】在上腹部，脐中上 5 寸，前正中线旁开 0.5 寸。

【简易找穴】仰卧，胸剑联合处，直下量 4 横指，再旁开半横指处即是。

【保健按摩】坚持按揉腹通谷，每次 200 下，可调理胃痛、呕吐、腹痛、腹胀等疾病。

幽门 KI 21

【主　治】腹痛，呕吐，胃痛，胃溃疡，消化不良。

【定位取穴】在上腹部，脐中上 6 寸，前正中线旁开 0.5 寸。

【简易找穴】仰卧，胸剑联合处，直下量 3 横指，再旁开半横指处即是。

【保健按摩】坚持按揉幽门，每次 100~200 下，可调理呕吐、腹痛、腹胀、腹泻等疾病。

步廊 KI 22

【主　治】胸胁支满，咳逆呕吐，喘息气短，食欲不振，鼻塞不通。

【定位取穴】在胸部，第 5 肋间隙，前正中线旁开 2 寸。

【简易找穴】仰卧，平乳头的肋间隙的下一肋间，由前正中线旁开 3 横指处即是。

【保健按摩】急性乳腺炎患者可自步廊向乳头方向推抹 100~200 下，可以缓解疼痛。

神封 KI 23

【主　治】胸胁支满，咳嗽气短，肺痛乳痛，呕吐，卧寐不安。

【定位取穴】在胸部，第 4 肋间隙，前正中线旁开 2 寸。

【简易找穴】仰卧，平乳头的肋间隙中，由前正中线旁开 3 横指处即是。

【保健按摩】用指腹揉按神封 100~200 下，可缓解干重体力活后造成的气喘。

灵墟 KI 24

【主　治】胸胁支满，咳逆喘息，呕吐噎嗝，咳嗽，气喘，痰多，胸胁胀痛，呕吐，乳痛，胸闷。

【定位取穴】在胸部，第 3 肋间隙，前正中线旁开 2 寸。

【简易找穴】仰卧，自乳头垂直向上推 1 个肋间隙，该肋间隙中，由前正中线旁开 3 横指处即是。

【保健按摩】风寒咳嗽期间，每天按揉灵墟 100~200 下，有助于止咳化痰。

神藏 KI 25

【主　治】咳嗽，气喘，胸痛，心烦，呃逆呕吐，不得饮食。

【定位取穴】在胸部，第 2 肋间隙，前正中线旁开 2 寸。

【简易找穴】仰卧，自乳头垂直向上推 2 个肋间隙，该肋间隙中，由前正中线旁开 3 横指处即是。

【保健按摩】坚持按揉神藏，每次 100~200 下，可调理咳嗽、气喘等肺疾。

彧中 KI 26

【主　治】咳嗽，气喘，唾血，痰涎壅盛，呃逆，盗汗，胸胁支满，乳痛。

【定位取穴】在胸部，第 1 肋间隙，前正中线旁开 2 寸。

【简易找穴】仰卧，自锁骨下缘垂直向下推 1 个肋骨，就是第 1 间隙，由前正中线旁开 3 横指处即是。

【保健按摩】用指腹点按彧中，有助于缓解因疲劳引起的胸痛、咳嗽。

俞府 KI 27

【主　治】咳嗽，哮喘，胸胁胀满，呕吐，食欲差。

【定位取穴】在胸部，锁骨下缘，前正中线旁开 2 寸。

【简易找穴】仰卧，锁骨下可触及一凹陷，在此凹陷中，前正中线旁开 3 横指处即是。

【保健按摩】用拇指指腹按揉俞府每天坚持，可辅助治疗咳嗽、呕吐、胸痛等。

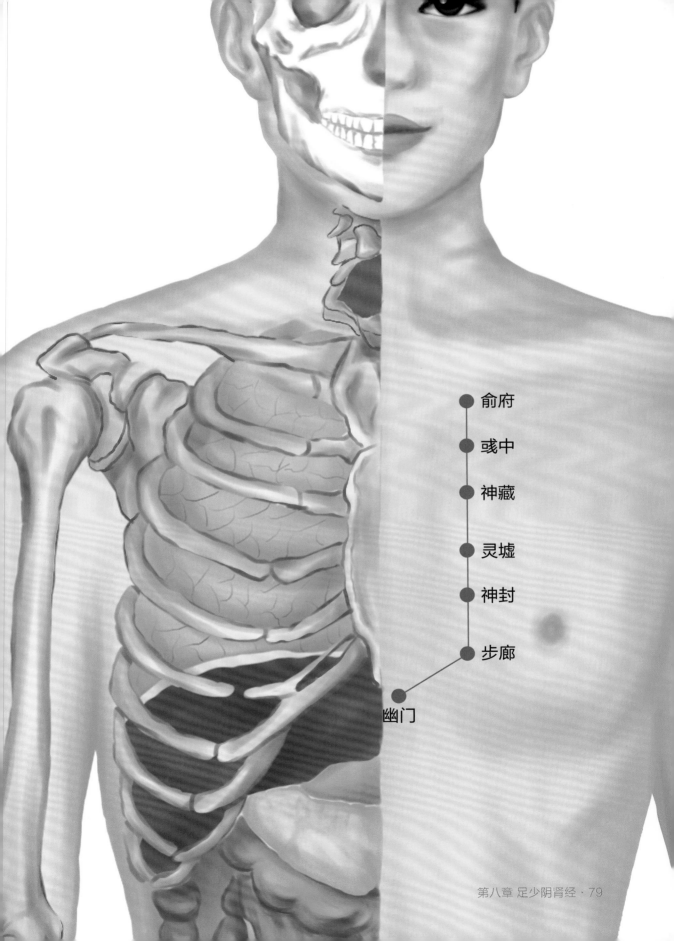

俞府

彧中

神藏

灵墟

神封

步廊

幽门

第九章 手厥阴心包经

手厥阴心包经,连络三焦,归属心包。心包代心受邪,心包裹护心脏,心包经就是代心受过的大臣,所有心脏的病症和问题都可以通过心包经的调理来改善和治疗。经常疏通心包经可有效预防心脑血管疾病和心肌梗死,特别是有心悸和有心脏病家族史的人需要长期的调理。

穴位数量 凡9穴,左右共18穴

穴位分布 1穴分布于胸前,8穴分布于上肢内侧正中及手

敲心包经

经常敲打上臂内侧的心包经,除了能提高心脏功能,使呼吸和血流更加有力外,还能起到减脂的效果。心包经在晚上戌时气血最旺盛,即19~21点。如果在饭后敲打,能使血液中积存的废物顺畅排出体外,并加快代谢速度。

天池 PC 1

【主　治】心烦,胸满,心绞痛,心内膜炎,咳嗽,痰多,气喘,乳腺炎,乳汁不足,头痛,热病汗不出,喉中痰鸣。

【定位取穴】在胸部,第4肋间隙,前正中线旁开5寸。

【简易找穴】仰卧,自乳头沿水平线向外侧旁开1横指,按压有酸胀感处即是。

【保健按摩】用指腹揉按天池,每次100~200下,长期坚持可调理乳腺增生、乳腺炎等疾病。

天泉 PC 2

【主　治】心痛,心内膜炎,心悸,支气管炎,咳逆,胸胁支满,上臂内侧痛及臂神经痛。

【定位取穴】在臂前区,腋前纹头下2寸,肱二头肌的长、短头之间。

【简易找穴】伸肘仰掌,腋前纹头直下3横指,在肱二头肌肌腹间隙中,按压有酸胀感处即是。

【保健按摩】心脏供血不足者,可每天坚持用指腹揉天泉,每次100~200下。

曲泽 PC 3

【主　治】心痛,心悸,胸满,逆气,胃痛,呕吐,风疹,肘臂筋挛疼痛。

【定位取穴】在肘前区,肘横纹上,肱二头肌腱的尺侧缘凹陷中。

【简易找穴】肘微弯,肘弯里可摸到一条大筋,内侧横纹上可触及凹陷处即是。

【保健按摩】用拇指按压曲泽,每次100~200下,可辅助治疗心痛、心悸等心血管疾病。

郄门 PC 4

【主　治】心痛,心悸,五心烦热,胸痛,心肌炎,心律失常,胸膜炎,癫痫,呕血,鼻出血,痔疮,乳腺炎,膈肌痉挛。

【定位取穴】在前臂前区,腕掌侧远端横纹上5寸,掌长肌腱与桡侧腕屈肌腱之间。

【简易找穴】微屈腕握拳,曲池与大陵连线中点下1横指处即是。

【保健按摩】用拇指点按郄门,坚持按摩,可防治心悸、心动过速、心绞痛等。

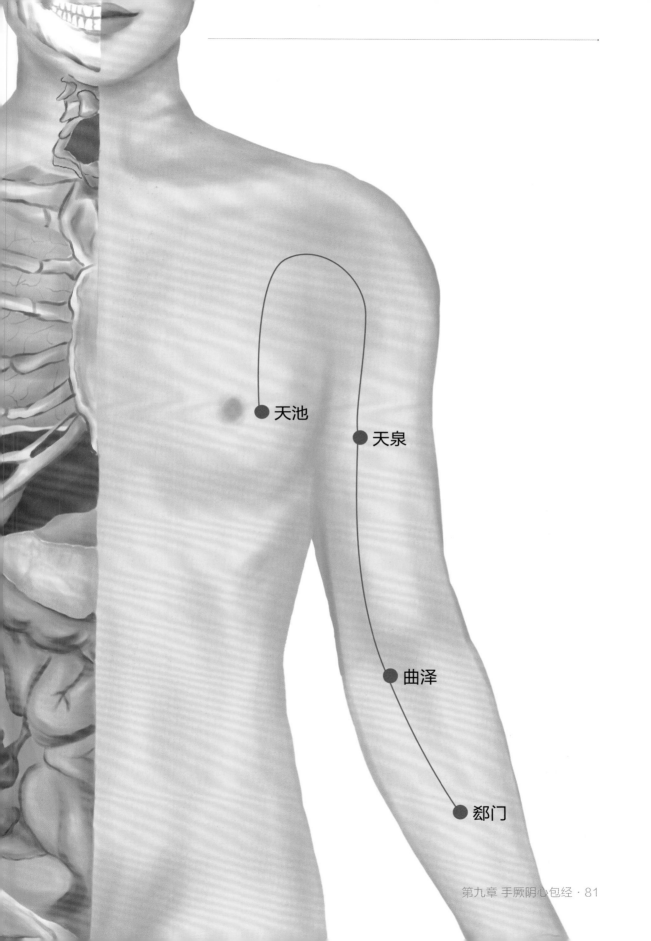

天池

天泉

曲泽

郄门

间使 PC 5

【主　治】心痛,惊悸,胃痛,呕吐,胸痛,疟疾,癫狂,痫症,肘挛,臂痛。

【定位取穴】在前臂前区,腕掌侧远端横纹上3寸,掌长肌腱与桡侧腕屈肌腱之间。

【简易找穴】微屈腕握拳,从腕横纹向上量4横指,两条索状筋之间即是。

【保健按摩】打嗝时可用拇指指腹用力按压间使来缓解,以有酸胀感为宜。

内关 PC 6

【主　治】心痛,心悸,胸闷,胃痛,呕吐,呃逆,癫痫,上肢痹痛,偏瘫,失眠,眩晕,偏头痛。

【定位取穴】在前臂前区,腕掌侧远端横纹上2寸,掌长肌腱与桡侧腕屈肌腱之间。

【简易找穴】微屈腕握拳,从腕横纹向上量3横指,两条索状筋之间即是。

【保健按摩】用指尖点按内关,每次100~200下,长期坚持可改善风湿性心脏病、心肌炎、冠心病、心绞痛、心律不齐等症状。

大陵 PC 7

【主　治】心痛,心悸,心烦,心肌炎,失眠,癫狂,胃炎,呕吐,身热头痛,目黄,喉痹,咽干。

【定位取穴】在腕前区,腕掌侧远端横纹中,掌长肌腱与桡侧腕屈肌腱之间。

【简易找穴】微屈腕握拳,在腕横纹上,两条索状筋之间即是。

【保健按摩】用指尖掐按大陵,每次100~200下,长期坚持可辅助治疗心胸痛、胃炎、扁桃体炎等疾病。

劳宫 PC 8

【主　治】心痛,心悸,胸胁支满,痫证,饮食不下,中暑,口腔炎,黄疸,掌中热,手掌多汗症,鹅掌风。

【定位取穴】在掌区,横平第3掌指关节近端,第2、3掌骨之间偏于第3掌骨。

【简易找穴】握拳屈指,中指尖所指掌心处,按压有酸痛感处即是。

【保健按摩】用指腹揉按劳宫,每次100~200下,可缓解腹泻。用指尖掐按劳宫,可用于中风昏迷、中暑等急症的紧急处理。

中冲 PC 9

【主　治】心痛,心烦,中风昏迷,中暑,热病汗不出,目赤,舌强不语,小儿夜啼,掌中热,急性胃肠炎,小儿消化不良。

【定位取穴】在手指,中指末端最高点。

【简易找穴】俯掌,在手中指尖端的中央取穴。

【保健按摩】当紧急处理晕车、中风昏迷、中暑时,可用力掐按中冲。

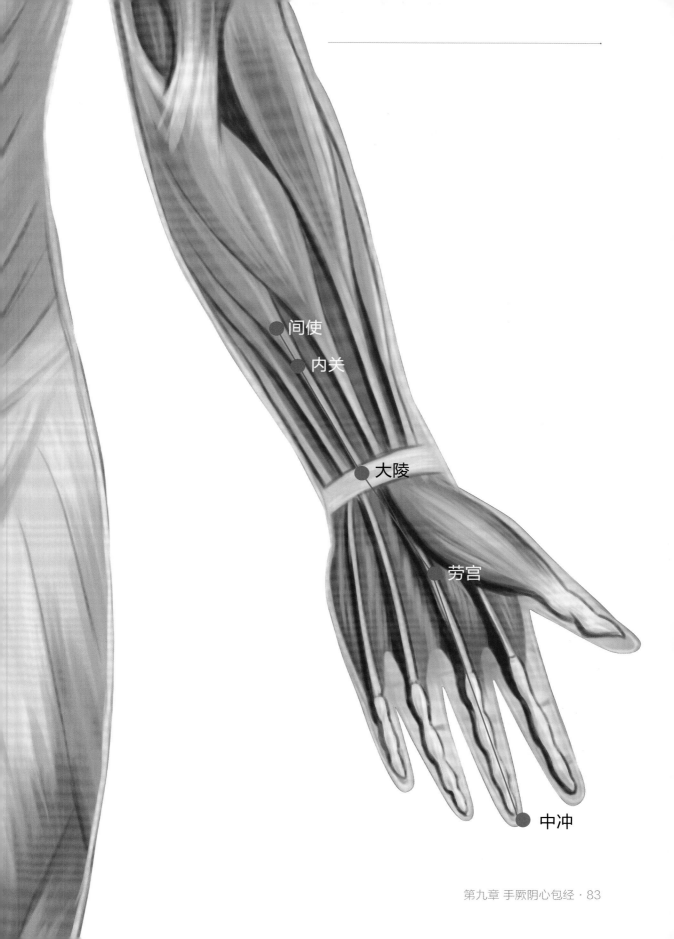

间使

内关

大陵

劳宫

中冲

第十章 手少阳三焦经

手少阳三焦经，连络心包，归属三焦（上、中、下三焦）。三焦经为"耳脉"，所有耳部的病症如耳聋耳鸣等都可以通过调理三焦经来治疗，当然其他五官病症也常用到三焦经的穴位。

穴位数量 凡23穴，左右共46穴

穴位分布 13穴在上肢外侧，10穴分布于侧头、颈、肩

敲三焦经

在日常生活中，经常敲打三焦经可以保持五脏六腑的经络通畅，使人体气顺病消。每天晚上睡觉前，是敲打三焦经的最佳时刻，因为三焦经气血最旺的时候是在亥时，也就是21~23时。如果每天都坚持敲打，有利于保持三焦经的通畅。在睡觉前敲打三焦经时，坐着或者站着都可以，可以先拍打右胳膊，沿着三焦经的走向从上往下拍打，动作需快慢适中，略微用力，以振动胳膊内的经络，每次拍打5分钟。

关冲 TE 1

【主 治】头痛发热，热病汗不出，头眩，颔痛，喉痹，耳鸣耳聋。

【定位取穴】在手指，第4指末节尺侧，指甲根角侧上方0.1寸（指寸）。

【简易找穴】沿手无名指指甲底部与侧缘引线的交点处即是。

【保健按摩】用指尖掐按关冲，每次100~200下，长期坚持可改善更年期症状，如心慌气短、性欲减退等。

液门 TE 2

【主 治】头痛，热病汗不出，疟疾，耳鸣，耳聋，耳痛，急性结膜炎，急性扁桃体炎。

【定位取穴】在手背，第4、5指间，指蹼缘上方赤白肉际凹陷中。

【简易找穴】抬臂俯掌，手背部第4、5指指缝间掌指关节前可触及一凹陷处即是。

【保健按摩】每天用指腹按揉液门100~200下，长期坚持可缓解头痛、目眩、咽喉肿痛、眼睛赤涩等。

中渚 TE 3

【主 治】热病汗不出，疟疾，头痛，目眩，目赤，目痛，中耳炎，耳鸣，耳聋，喉痹，腮腺炎，肩臂酸痛，手指不能屈伸，肋间神经痛。

【定位取穴】在手背，第4、5掌骨间，第4掌指关节近端凹陷中。

【简易找穴】抬臂俯掌，手背部第4、5指指缝间掌指关节后可触及一凹陷处即是。

【保健按摩】每天坚持按揉中渚100~200下，可治肢体关节肿痛以及屈伸不利之症。

阳池 TE 4

【主 治】头痛，项强，耳聋，口干，喉痹，臂肘疼痛不能举。

【定位取穴】在腕后区，腕背侧远端横纹上，指伸肌腱的尺侧缘凹陷中。

【简易找穴】抬臂垂腕，由第4掌骨向上推至腕关节横纹，可触及凹陷处即是。

【保健按摩】每天坚持用指腹按摩阳池100~200下，可改善女性在经期、孕期和产褥期出现的手脚冰凉状况。

外关 TE 5

【主　治】感冒，头痛，发热，耳鸣，耳聋，目痛，咽肿，口眼㖞斜，瘰疬，胸胁痛，手颤指麻，肘臂屈伸不利。

【定位取穴】在前臂外侧，腕背侧远端横纹上 2 寸，尺骨与桡骨间隙中点。

【简易找穴】抬臂俯掌，掌腕背横纹中点直上 3 横指，前臂两骨头之间的凹陷处即是。

【保健按摩】用指腹点揉外关，以有酸胀感为度，可辅助治疗腰痛、手臂疼痛、偏头痛、风湿等。

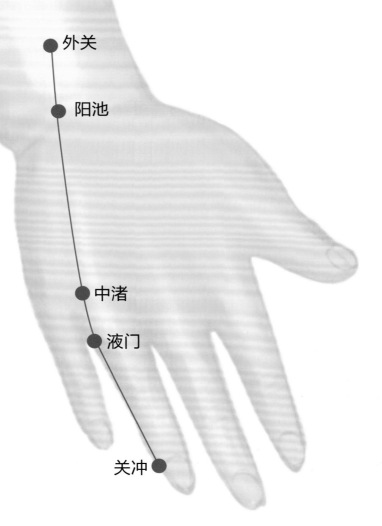

外关

阳池

中渚

液门

关冲

支沟 TE 6

【主　治】风热面赤，耳聋，耳鸣，目赤肿痛，口噤，咽肿，暴喑，咳嗽，心绞痛，胸胁痛，胸膜炎，肩周炎，呕吐，便秘，产后血晕。

【定位取穴】在前臂外侧，腕背侧远端横纹上 3 寸，尺骨与桡骨间隙中点。

【简易找穴】抬臂俯掌，掌腕背横纹中点直上 4 横指，前臂两骨头之间的凹陷处即是。

【保健按摩】每天坚持按揉支沟 100~200下，可清除体内堆积宿便，预防便秘、腹胀。

会宗 TE 7

【主　治】耳聋，耳鸣，癫痫，上肢肌肤痛。

【定位取穴】在前臂外侧，腕背侧远端横纹上 3 寸，尺骨的桡侧缘。

【简易找穴】抬臂俯掌，掌腕背横纹中点直上 4 横指，拇指侧按压有酸胀感处即是。

【保健按摩】经常用食指指腹揉按会宗，长期坚持可预防听力减退。

三阳络 TE 8

【主　治】暴喑，齿痛，耳聋，嗜卧，肘臂疼痛，急性挫闪腰痛。

【定位取穴】在前臂外侧，腕背侧远端横纹上 4 寸，尺骨与桡骨间隙中点。

【简易找穴】先找到支沟，直上 1 横指，前臂两骨头之间凹陷处即是。

【保健按摩】用指甲掐按三阳络，每次100~200 下，可缓解牙痛。

四渎 TE 9

【主　治】头痛，耳聋，齿痛，暴喑，臂痛，上肢麻痹。

【定位取穴】在前臂外侧，肘尖下 5 寸，尺骨与桡骨间隙中。

【简易找穴】先找到阳池，其与肘尖连线的中点上 1 横指处即是。

【保健按摩】长期坚持点按四渎，每次100~200 下，可以预防耳鸣、耳聋，对偏头痛、牙痛也有很好的调理作用。

天井 TE 10

【主　治】偏头痛，目赤，耳聋，喉痹，咽痛，胸痹心痛，颈项及肩臂疼痛，荨麻疹，神经性皮炎。

【定位取穴】在肘后侧，肘尖上 1 寸凹陷中。

【简易找穴】屈肘，肘尖直上 1 横指凹陷处即是。

【保健按摩】坚持按摩天井，每天 100~200下，可辅助治疗睑腺炎、淋巴结核。

清泠渊 TE 11

【主　治】头痛，项强，目黄，肩臂疼痛不举，肘关节及周围软组织疾患，胁痛。

【定位取穴】在臂后侧，肘尖与肩峰角连线上，肘尖上 2 寸。

【简易找穴】屈肘，肘尖直上 3 横指凹陷处即是。

【保健按摩】用指腹揉清泠渊 100~200 下，坚持一段时间，可缓解因着急引起的上火、嗓子痛、牙痛、眼睛痛等。

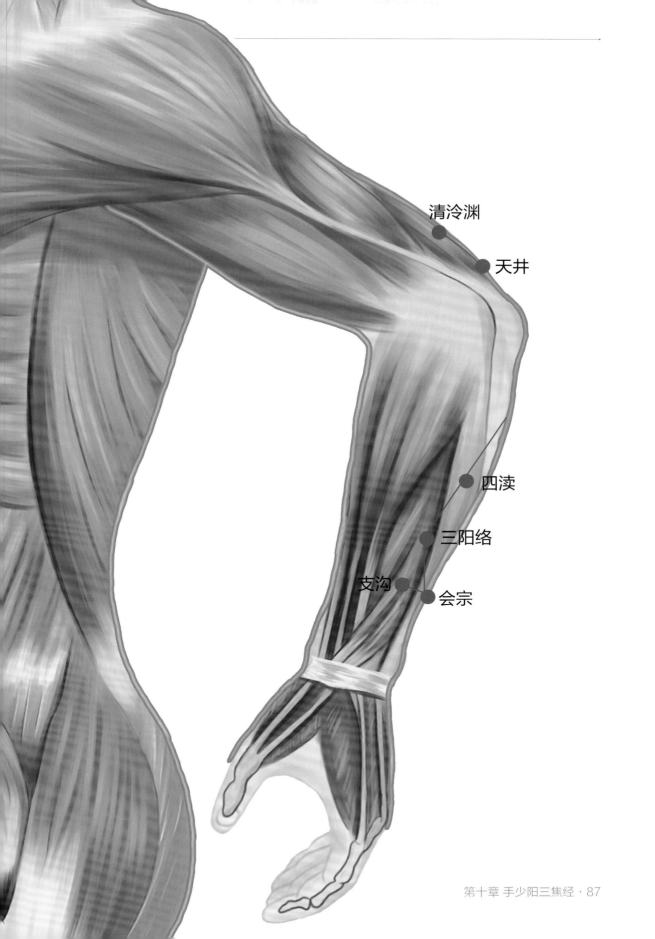

清泠渊

天井

四渎

三阳络

支沟

会宗

消泺 TE 12

【主　治】寒热,头痛,齿痛,头晕,颈项强急,肩背拘急,肩周炎。

【定位取穴】在臂后侧,肘尖与肩峰角连线上,肘尖上 5 寸。

【简易找穴】先取肩髎,其与肘尖连线上,肘尖上 7 横指处即是。

【保健按摩】用指腹用力按压消泺,每次 100~200 下,长期坚持可缓解头痛、颈项强痛、臂痛、牙痛等。

臑会 TE 13

【主　治】瘿气,瘰疬,肩胛肿痛,肩周炎,肘臂屈伸困难,上肢神经麻痹及癫疾,目疾。

【定位取穴】在臂后侧,平腋后纹头,肩峰角下 3 寸,三角肌的后下缘。

【简易找穴】先取肩髎,其与肘尖连线上,肩髎下 4 横指处即是。

【保健按摩】经常拿捏臑会,每次 100~200 下,长期坚持可以预防肩关节炎、上肢麻痹等症。

肩髎 TE 14

【主　治】肩胛肌痉挛或麻痹,肩重不举,肩周炎,中风偏瘫,臂痛。

【定位取穴】在肩部,肩峰角与肱骨大结节两骨间凹陷中。

【简易找穴】外展上臂,肩膀后下方凹陷处即是。

【保健按摩】每天坚持拿捏肩髎 100~200 下,可缓解臂痛不能举、胁肋疼痛等症状。

天髎 TE 15

【主　治】颈项强急,落枕,肩周炎,寒热汗不出,胸中烦满。

【定位取穴】在肩胛骨上角处,当肩井与曲垣之间的中点,横平第 1 胸椎棘突。

【简易找穴】肩胛骨上角,其上方的凹陷处即是。

【保健按摩】用指腹揉按天髎,以有酸胀感为宜,可治肩臂痛、颈项僵硬疼痛等症。

天牖 TE 16

【主　治】头痛,头晕,面肿,视神经萎缩,目痛,鼻塞,鼻出血,耳鸣,耳聋,喉痹,项强,落枕,瘰疬。

【定位取穴】在项后,横平下颌角,胸锁乳突肌的后缘凹陷中。

【简易找穴】乳突后方直下平下颌角的凹陷处即是。

【保健按摩】常用指腹轻轻按摩天牖,每次 100~200 下,长期坚持对肩颈不适有良好的调理作用。

翳风 TE 17

【主　治】耳鸣,耳聋,口眼㖞斜,牙关紧闭,齿痛,颊肿,瘰疬。

【定位取穴】在颈部,耳垂后方,乳突下端前方凹陷中。

【简易找穴】头偏向一侧,将耳垂下压,所覆盖范围中的凹陷处即是。

【保健按摩】打嗝时,用指尖用力按压翳风 100 下,可有效止嗝。

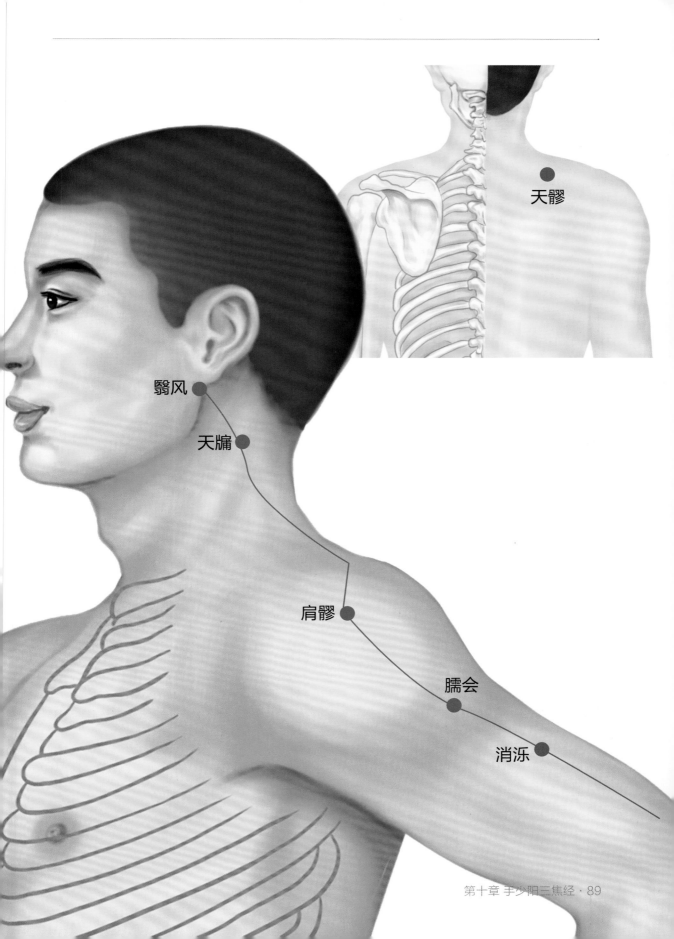

翳风

天牖

肩髎

臑会

消泺

天髎

瘈脉 TE 18

【主　治】头风，头痛，耳痛，耳鸣，目睛不明，急性结膜炎，小儿惊痫，瘈疭，呕吐泻痢。

【定位取穴】在头部，乳突中央，角孙至翳风沿耳轮弧形连线的上 2/3 与下 1/3 交点处。

【简易找穴】沿翳风和角孙作耳轮连线，连线的上 2/3 与下 1/3 交点处即是。

【保健按摩】坚持按摩瘈脉，每天 100~200 下，可治疗头痛、耳鸣、耳聋等症。

颅息 TE 19

【主　治】头痛，耳鸣，耳聋，目视不明，视网膜炎，小儿惊痫，瘈疭，呕吐。

【定位取穴】在头部，角孙至翳风沿耳轮弧形连线的上 1/3 与下 2/3 交点处。

【简易找穴】先找到翳风和角孙，两者之间作耳轮连线，连线的上 1/3 与下 2/3 交点处即是。

【保健按摩】按揉颅息，长期坚持可调理头痛、耳鸣、耳聋、中耳炎等症。

角孙 TE 20

【主　治】齿龈肿痛，耳肿痛，目痛，目翳。

【定位取穴】在侧头部，耳尖正对发际处。

【简易找穴】在头部，将耳郭折叠向前，找到耳尖，耳尖直上入发际处即是。

【保健按摩】用指腹揉按角孙，每天 100~200 下，长期坚持对白内障、目生翳膜、齿龈肿痛等有很好的改善。

耳门 TE 21

【主　治】耳鸣，耳聋，聤耳，齿痛，颌肿，眩晕。

【定位取穴】在耳前，耳屏上切迹与下颌骨髁状突之间的凹陷中。

【简易找穴】耳屏上缘的前方，张口有凹陷处即是。

【保健按摩】每天揉按耳门 100~200 下，长期坚持可改善和治疗耳鸣、中耳炎、耳道炎、重听等耳部疾病。

耳和髎 TE 22

【主　治】头重痛，齿痛，口㖞，牙关拘急，耳鸣。

【定位取穴】在头部，鬓发后缘，耳郭根的前方，颞浅动脉的后缘。

【简易找穴】在头侧部，鬓发后缘作垂直线，耳郭根部作水平线，两者交点处即是。

【保健按摩】常用指腹轻轻按摩耳和髎，每次 100~200 下，可预防面部痉挛，缓解头重等症状。

丝竹空 TE 23

【主　治】偏正头痛，眼睑动，目眩，目赤，目痛。

【定位取穴】在面部，眉梢凹陷中。

【简易找穴】在面部，眉毛外侧缘眉梢凹陷处即是。

【保健按摩】用指腹揉按丝竹空，每次 100~200 下，长期坚持可调理头痛、头晕、目眩、目赤疼痛等疾病。

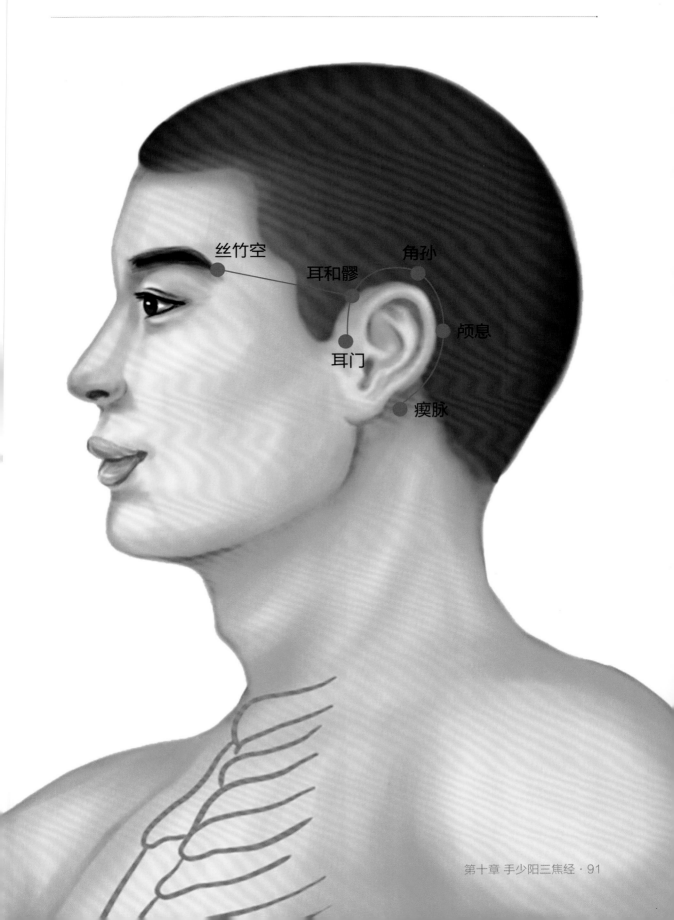

丝竹空

耳和髎

角孙

耳门

颅息

瘛脉

第十一章 足少阳胆经

足少阳胆经，连络肝脏，归属胆。胆主储藏和排泄胆汁，胆汁横溢则口苦、黄疸；胆气不畅郁滞则胁肋疼痛，善太息；胆气郁结化火则恼怒；胆为中正之官，具有决断功能，胆病则决断功能失常，故惊悸，虚怯，失眠。调理胆经可以防治前面提到的相关病症。

穴位数量 凡44穴，左右共88穴

穴位分布 15个穴位分布在下肢的外侧，而其余29个穴位在臀、侧胸部和侧头部

拍胆经

胆经选取拍打的位置是从臀部中点开始，沿大腿笔直下滑，至脚踝底端结束。拍打胆经有助于防治由于胆经气血不通所致的相关不适，如胸胁、肝胆病症、神志病症和头侧部、眼、耳、咽喉五官病症，以及本经脉循行部位的相关病症等。

瞳子髎 GB 1

【主　治】头痛眩晕，目赤痛痒，目生云翳，青盲雀目，眉棱骨痛，口眼㖞斜，喉痹。

【定位取穴】在面部，目外眦外侧0.5寸凹陷中。

【简易找穴】正坐，目外眦旁，眼眶外侧缘处。

【保健按摩】用指腹揉按瞳子髎，每天100~200下，长期坚持可辅助治疗目赤肿痛、角膜炎、屈光不正、青光眼等症。

听会 GB 2

【主　治】耳鸣，耳聋，聤耳，眩晕，口噤，音哑，齿痛，腮肿，口眼㖞斜。

【定位取穴】在面部，耳屏间切迹与下颌骨髁突之间的凹陷中。

【简易找穴】正坐，耳屏下缘前方，张口有凹陷处即是。

【保健按摩】耳聋耳鸣时，可以用指尖按压听会，帮助缓解症状。

上关 GB 3

【主　治】耳鸣，耳聋，耳痛，聤耳，上齿龋痛，牙关不开，口眼㖞斜，目眩，青盲。

【定位取穴】在面部，颧弓上缘中央凹陷中。

【简易找穴】正坐，耳屏往前量2横指，耳前颧骨弓上侧凹陷处即是。

【保健按摩】用指腹揉按上关，每次100~200下，可治疗耳鸣、耳聋、牙痛、口眼㖞斜等。

颔厌 GB 4

【主　治】偏正头痛，耳鸣耳聋，目眩，齿痛，身热，惊痫，手腕痛。

【定位取穴】在头部，从头维至曲鬓的弧形连线（其弧度与鬓发弧度相应）的上1/4与下3/4的交点处。

【简易找穴】先找到头维和曲鬓，两穴连线的上1/4处即是。

【保健按摩】用指腹揉按颔厌，每天100~200下，以有胀痛的感觉为宜，可缓解偏头疼、耳鸣、眩晕。

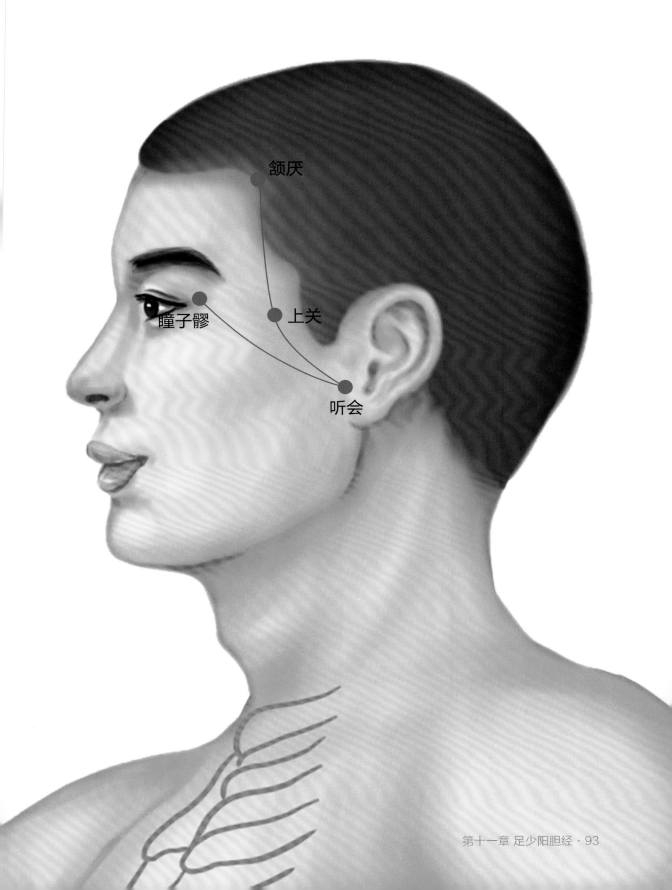

颔厌

瞳子髎

上关

听会

悬颅 GB 5

【主　治】偏正头痛，目外眦痛，目眩，齿痛，鼻流清涕，鼻出血，面痛。

【定位取穴】在头部，头维至曲鬓的弧形连线的中点处。

【简易找穴】先找到头维和曲鬓，两穴连线的中点处即是。

【保健按摩】家长坚持给孩子按揉悬颅，每天 100~200 下，有助于提高孩子注意力。

悬厘 GB 6

【主　治】头痛，目外眦痛，耳鸣耳聋，齿痛，面痛，心烦，热病汗不出，癫痫。

【定位取穴】在头部，从头维至曲鬓的弧形连线的上 3/4 与下 1/4 的交点处。

【简易找穴】先找到头维和曲鬓，两穴连线的下 1/4 处即是。

【保健按摩】头晕目眩时，揉按悬厘，可缓解头痛症状。

曲鬓 GB 7

【主　治】偏头痛，齿痛，颔颊肿，目赤肿痛，牙关紧闭，暴喑。

【定位取穴】耳前鬓角发际后缘与耳尖水平线的交点处。

【简易找穴】在耳前鬓角发际后缘作垂直线，与耳尖水平线相交处即是。

【保健按摩】用指腹揉按曲鬓，每次100~200 下，可辅助治疗头痛、牙痛、颊肿等症。

率谷 GB 8

【主　治】偏正头痛，眩晕，耳鸣，耳聋，呕吐，小儿急慢惊风。

【定位取穴】在头部，耳尖直上入发际1.5 寸。

【简易找穴】角孙直上 2 横指处即是。

【保健按摩】头痛时，由前向后推抹率谷，每次 100~200 下，可缓解症状。

天冲 GB 9

【主　治】头痛，耳鸣，龈肿，项强，癫疾，惊悸，善惊。

【定位取穴】在头部，耳根后缘直上，入发际 2 寸。

【简易找穴】耳根后缘，直上入发际 3 横指处即是。

【保健按摩】头痛、牙龈肿痛时，可用指腹按揉天冲，可缓解疼痛。

浮白 GB 10

【主　治】头痛，耳鸣，耳聋，眼目疼痛，齿痛，喉痹，颈项痛肿，咳逆，喘息，胸满，肩臂痛。

【定位取穴】在头部，耳后乳突的后上方，天冲与完骨弧形连线（其弧度与鬓发弧度相应）的上 1/3 与下 2/3 交点处。

【简易找穴】先找到天冲和完骨，两者弧形连线上 1/3 处即是。

【保健按摩】用指腹揉按浮白，每天100~200 下，坚持一段时间，可治熬夜或者失眠而引起的头发白。

头窍阴 GB 11

【主　治】头痛，眩晕，目痛，耳鸣，耳聋，喉痹，口干，口苦。

【定位取穴】在头部，天冲与完骨的弧形连线（其弧度与耳郭弧度相应）的上 2/3 与下 1/3 交点处。

【简易找穴】先找到天冲和完骨，两者弧形连线下 1/3 处即是。

【保健按摩】用指腹揉按头窍阴，每天 100~200 下，长期坚持，可改善和治疗耳鸣、耳聋等耳部疾病。

完骨 GB 12

【主　治】头痛，耳鸣，耳聋，耳后痛，面颊肿，齿痛，喉痹，瘿气，癫疾，狂症，烦心，中风不语，足缓不收，小便黄赤。

【定位取穴】在头部，耳后乳突的后下方凹陷中。

【简易找穴】耳后明显突起，其下方凹陷处即是。

【保健按摩】每天用指腹揉按完骨 100~200 下，对五官疾病具有很好的辅助治疗效果。

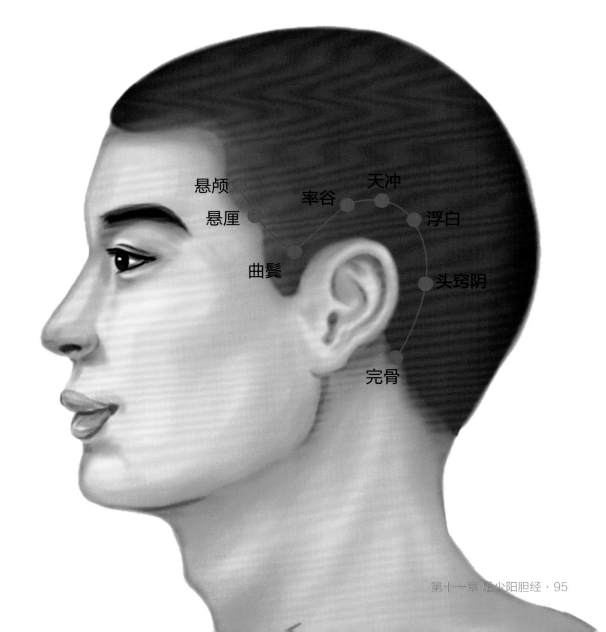

本神 GB 13

【主　治】中风，半身不遂，呕吐涎沫，癫疾，头痛，眩晕，颈项强急，小儿惊厥。

【定位取穴】前发际上 0.5 寸，头正中线旁开 3 寸。

【简易找穴】正坐，从外眼角直上入发际半横指，按压有酸痛感处即是。

【保健按摩】每天按摩本神 100~200 下，长期坚持可有效改善头痛、目眩等疾病。

阳白 GB 14

【主　治】头痛，项强，目赤肿痛，眼睑瞤动，迎风流泪，目眵，雀目。

【定位取穴】在头部，眉上 1 寸，瞳孔直上。

【简易找穴】正坐，眼向前平视，自眉中直上 1 横指处即是。

【保健按摩】用指腹按揉阳白，每次 100~200 下，长期坚持能有效治疗眼疾。

头临泣 GB 15

【主　治】头痛目眩，目赤肿痛，内障雀目，目翳，流泪，小儿惊痫。

【定位取穴】在头部，前发际上 0.5 寸，瞳孔直上。

【简易找穴】正坐，眼向前平视，自眉中直上，前发际上半横指处即是。

【保健按摩】每天坚持揉按头临泣，每次 100~200 下，可改善和辅助治疗头痛、目痛、鼻塞、鼻窦炎等疾病。

目窗 GB 16

【主　治】头痛头晕，面目浮肿，目赤肿痛，青盲内障，目翳，鼻塞，上齿龋肿，惊痫。

【定位取穴】在头部，前发际上 1.5 寸，瞳孔直上。

【简易找穴】正坐，眼向前平视，自眉中直上，前发际直上 2 横指处即是。

【保健按摩】用指腹按揉目窗，每天 100~200 下，长期坚持可有效缓解目痛、目眩、近视、远视等眼疾。

正营 GB 17

【主　治】头痛，眩晕，齿痛，呕吐。

【定位取穴】在头部，前发际上 2.5 寸，瞳孔直上。

【简易找穴】取前发际到百会的中点作一水平线，再找到目窗作一垂直线，两线交点处即是。

【保健按摩】头痛头晕时，用手指指腹掐揉正营，可快速缓解症状。

承灵 GB 18

【主　治】头痛，眩晕，目痛，鼻塞，鼻出血，鼻多清涕，喘息发热。

【定位取穴】在头部，前发际上 4 寸，瞳孔直上。

【简易找穴】先找到百会，向前 1 横指作一水平线，再找到目窗作一垂直线，两线交点处即是。

【保健按摩】经常用指腹按压承灵，每次 100~200 下，长期坚持可以辅助治疗慢性鼻炎等五官病症。

脑空 GB 19

【主　治】头痛，眩晕，目痛，鼻渊，鼻出血，头面虚肿，耳鸣耳聋，心悸，癫狂，项强。

【定位取穴】横平枕外隆凸的上缘，风池直上。

【简易找穴】在后脑勺摸到隆起的最高骨，上缘外约 3 横指凹陷处即是。

【保健按摩】用指腹揉按脑空，每次 100 下，长期坚持对头痛、耳聋等症有明显改善。

风池 GB 20

【主　治】头痛发热，热病汗不出，颈项强痛，头晕，目赤肿痛，迎风流泪，雀目，青盲，面肿，口喎，鼻出血，耳鸣，耳聋，疟疾，失眠，癫狂痫，涎出不语，肩背痛。

【定位取穴】在项后，枕骨之下，胸锁乳突肌上端与斜方肌上端之间的凹陷中。

【简易找穴】正坐，后头骨下两条大筋外缘陷窝中，与耳垂齐平处即是。

【保健按摩】用指腹揉按风池，以有酸胀感为宜，每次 100 下，可调理各种头痛。

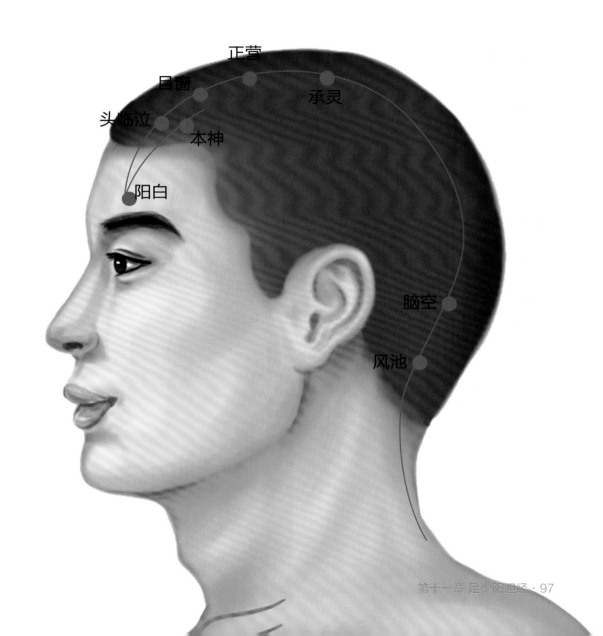

肩井 GB 21

【主　治】肩背疼痛，手臂不举，颈项强，腰髋痛，咳嗽气逆，眩晕，瘰疬，乳痈，产后乳汁不下。

【定位取穴】在肩胛区，第 7 颈椎棘突与肩峰最外侧点连线的中点。

【简易找穴】先找到大椎，再找到锁骨肩峰端，两者连线中点即是。

【保健按摩】按摩肩井，可缓解落枕和肩酸背痛等症。感冒时，也可以拿捏肩井。

渊腋 GB 22

【主　治】胸满，腋肿，胁痛，瘰疬，臂痛不举。

【定位取穴】在胸外侧，第 4 肋间隙中，在腋中线上。

【简易找穴】正坐举臂，从腋横纹水平沿腋中线直下 4 横指处即是。

【保健按摩】用指腹点按渊腋，每次 100~200 下，长期坚持对治疗腋下汗多很有效。

辄筋 GB 23

【主　治】胸中暴满，喘不得息，胁肋疼痛，腹部膨胀，瘰疬，吞酸，四肢不收。

【定位取穴】在胸外侧，第 4 肋间隙中，腋中线前 1 寸。

【简易找穴】正坐举臂，从渊腋向前下量 1 横指处即是。

【保健按摩】每天坚持用指腹揉按辄筋 100~200 下，可治疗气喘、胸胁痛、呕吐等疾病。

日月 GB 24

【主　治】呕吐呃逆，反胃吞酸，口苦多唾，黄疸，胸闷，胸肋疼痛，四肢不收。

【定位取穴】在胸部，第 7 肋间隙，前正中线旁开 4 寸。

【简易找穴】正坐或仰卧，自乳头垂直向下推 3 个肋间隙，按压有酸胀感处即是。

【保健按摩】每天坚持按压日月 100~200 下，长期坚持可治疗胆囊炎、胆结石、胆绞痛等疾病。

京门 GB 25

【主　治】腰脊痛，项背寒，肩胛内廉痛，胁肋痛，腹胀，小便不利，溺黄，小腹痛。

【定位取穴】在上腹部，第 12 肋骨游离端下际。

【简易找穴】章门后 2 横指处即是。

【保健按摩】用指腹按揉京门，对腹胀、腹泻、肠鸣等疾病有辅助治疗效果。

带脉 GB 26

【主　治】妇人少腹坚痛，月经不调，赤白带下，经闭，痛经，不孕，腰痛。

【定位取穴】在侧腹部，第 11 肋骨游离端垂线与脐水平线的交点上。

【简易找穴】腋中线与肚脐水平线相交处即是。

【保健按摩】月经不调、白带异常的女性，可以每天坚持手握空拳，敲击带脉 100~200 下。

五枢 GB 27

【主　治】男子寒疝，妇人带下，腹胀腹痛，腰脊酸痛，便秘，癥瘕。

【定位取穴】在下腹部，横平脐下 3 寸，髂前上棘内侧。

【简易找穴】从肚脐向下 4 横指处作水平线，与髂前上棘相交处即是。

【保健按摩】每天坚持按揉五枢 100~200 下，可调理痛经、带下、月经不调等妇科疾病。

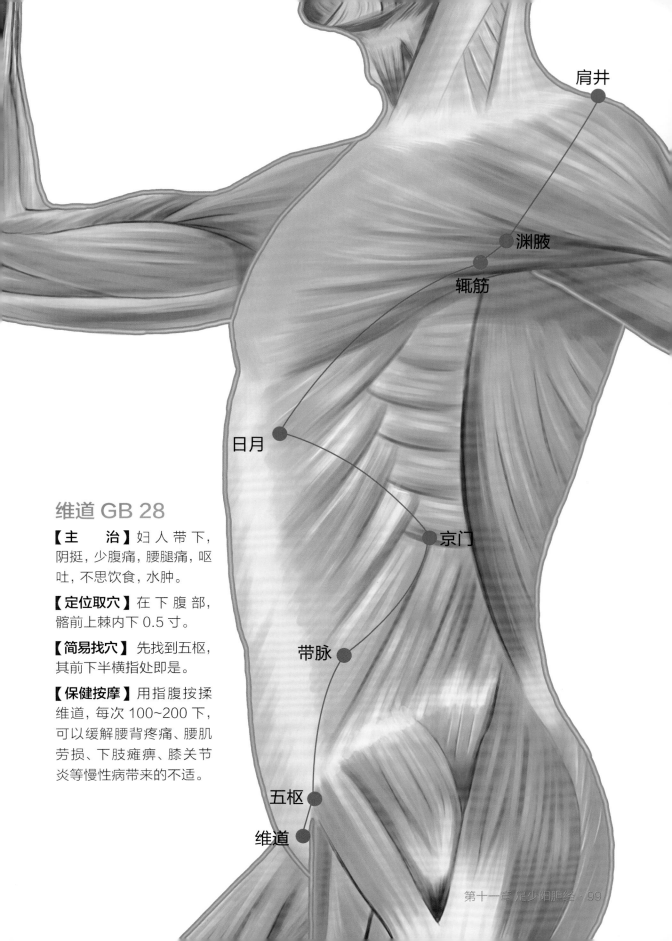

肩井

渊腋

辄筋

日月

京门

带脉

五枢

维道

维道 GB 28

【主　治】妇人带下，阴挺，少腹痛，腰腿痛，呕吐，不思饮食，水肿。

【定位取穴】在下腹部，髂前上棘内下 0.5 寸。

【简易找穴】先找到五枢，其前下半横指处即是。

【保健按摩】用指腹按揉维道，每次 100~200 下，可以缓解腰背疼痛、腰肌劳损、下肢瘫痪、膝关节炎等慢性病带来的不适。

居髎 GB 29

【主　治】腰痛引腹，肩痛引胸，臂重不举，瘫痪痿弱，疝气，脚腿诸疾。

【定位取穴】在臀区，髂前上棘与股骨大转子最凸点连线的中点处。

【简易找穴】髂前上棘是侧腹隆起的骨性标志，股骨大转子是髋部最隆起处，两者连线中点即是。

【保健按摩】用指腹自上而下摩动居髎，每次 100~200 下，长期坚持可辅助治疗腰腿痹痛、瘫等症。

环跳 GB 30

【主　治】腰胯疼痛，下肢不遂，膝胫酸痛，冷风湿痹，风疹，水肿。

【定位取穴】在臀区，股骨大转子最凸点与骶管裂孔连线的外 1/3 与内 2/3 交点处。

【简易找穴】侧卧上腿弯曲，拇指横纹按在股骨大转子头上，拇指指向脊柱，指尖所在凹陷处即是。

【保健按摩】常用指腹用力揉按环跳，每次 100~200 下，可防治下肢痿痹、膝关节痛等疾病。

风市 GB 31

【主　治】半身不遂，下肢痿痹、麻木，遍身瘙痒，脚气，坐骨神经痛，股外侧皮神经炎，荨麻疹。

【定位取穴】在股部，髌底上 7 寸，髂胫束后缘。

【简易找穴】直立垂手，手掌并拢伸直，中指指尖处即是。

【保健按摩】坚持按揉风市，以有酸、胀、麻感为宜，每次 100~200 下，可缓解中风、半身不遂、下肢麻痹等症。

中渎 GB 32

【主　治】腰胯疼痛，下肢痿痹，腰膝酸痛，筋痹不仁，半身不遂，脚气，下肢痿痹麻木。

【定位取穴】在股部，髌底上 5 寸，髂胫束后缘。

【简易找穴】先找到风市，直下量 3 横指处即是。

【保健按摩】每天坚持敲打中渎 100~200 下，对胆囊有保健作用。

膝阳关 GB 33

【主　治】膝胫疼痛，屈伸不利，风寒湿痹，肌肤不仁，脚气。

【定位取穴】在膝部，股骨外上髁后上缘，股二头肌腱与髂胫束之间的凹陷中。

【简易找穴】屈膝 90°，膝上外侧有一高骨，其上方有一凹陷处即是；或阳陵泉直上量 4 横指处即是。

【保健按摩】坚持用指腹揉按膝阳关，至有胀痛的感觉，可改善和调理膝关节肿痛、挛急及小腿麻木等下肢疾病。

阳陵泉 GB 34

【主　治】胸胁支满，胁肋疼痛，头痛腰痛，半身不遂，膝股疼痛，下肢麻木，脚胫酸痛，筋挛，虚劳失精，遗尿，颜面浮肿，小儿惊风。

【定位取穴】在小腿外侧，腓骨头前下方凹陷中。

【简易找穴】屈膝 90°，膝关节外下方，腓骨小头前下方凹陷处即是。

【保健按摩】坚持按摩阳陵泉，可辅助治疗胆囊炎。

阳交 GB 35

【主　治】胸胁胀满，颈项强痛，惊悸怔忡，癫疾惊狂，喉痹，膝痛，足胫痿痹。

【定位取穴】在小腿外侧，外踝尖上 7 寸，腓骨后缘。

【简易找穴】腘横纹头与外踝尖连线上，中点向下 1 横指，腓骨后缘处即是。

【保健按摩】用指腹揉按阳交，每次 100~200 下，可辅助治疗突发性头痛、乳腺痛、坐骨神经痛等症。

外丘 GB 36

【主　治】癫疾，胸胁胀满，腹痛，小腿抽筋，下肢痿痹，脚气。

【定位取穴】在小腿外侧，外踝尖上 7 寸，腓骨前缘。

【简易找穴】腘横纹头与外踝尖连线上，中点向下 1 横指，腓骨前缘处即是。

【保健按摩】按揉外丘，每次 100~200 下，可缓解急性胆囊疼痛、头痛等症。

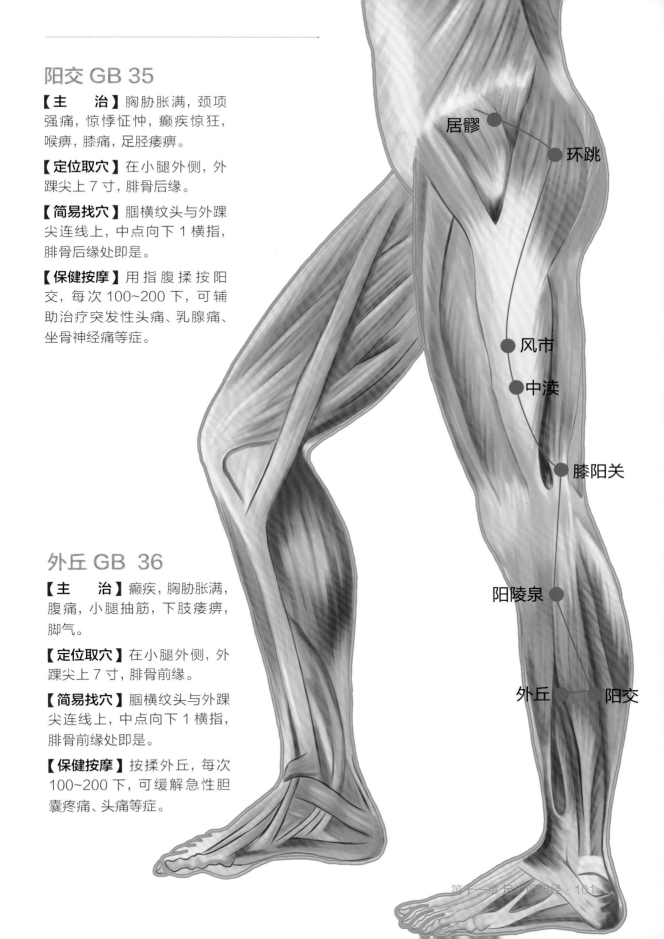

居髎　环跳　风市　中渎　膝阳关　阳陵泉　外丘　阳交

光明 GB 37

【主　治】眼目痛痒，雀目，腿膝酸痛，下肢痿痹，手足发凉，妇人少腹胞中疼痛。

【定位取穴】在小腿外侧，外踝尖上 5 寸，腓骨前缘。

【简易找穴】先找到外丘，沿腓骨前缘向下 3 横指处即是。

【保健按摩】长期坚持按压光明，每次 100~200 下，可辅助治疗近视眼、老年白内障、青光眼、视神经疾病等。

阳辅 GB 38

【主　治】偏头痛，口苦，腋肿，瘰疬，胸胁痛，腰痛，膝关节酸痛，足冷，下肢痿痹。

【定位取穴】在小腿外侧，外踝尖上 4 寸，腓骨前缘。

【简易找穴】腘横纹头与外踝尖连线的下 1/4，腓骨前缘处即是。

【保健按摩】用指腹用力点按阳辅，可辅助治疗偏头痛和高血压等病症。

悬钟 GB 39

【主　治】偏头痛，颈项强，鼻出血，瘰疬，腋肿，胁肋疼痛，四肢关节酸痛，半身不遂，筋骨挛痛，脚气，跟骨痛。

【定位取穴】在小腿外侧，外踝尖上 3 寸，腓骨前缘。

【简易找穴】外踝尖直上 4 横指，腓骨前缘处即是。

【保健按摩】坚持按摩悬钟，每天 100~200 下，可辅助治疗高血压。

丘墟 GB 40

【主　治】头痛，目疾，齿痛，耳聋，咽肿，项强，瘰疬，气喘，胸胁痛，腰膝痛，足跟痛，浑身瘙痒，疟疾，疝气。

【定位取穴】在踝部，外踝的前下方，趾长伸肌腱的外侧凹陷中。

【简易找穴】脚掌用力背伸，足背可见明显趾长伸肌腱，其外侧、足外踝前下方凹陷处即是。

【保健按摩】用指腹按压丘墟，每天 100~200 下，长期坚持对目赤肿痛、颈项痛、胸胁痛等有良好的调理效果。

足临泣 GB 41

【主　治】头痛，目眩，目赤肿痛，颔痛腮肿，齿痛，耳聋，咽肿，瘰疬，胁肋痛，膝踝节痛，足背红肿，月经不调。

【定位取穴】在足背，第 4、5 跖骨底结合部的前方，第 5 趾长伸肌腱外侧凹陷中。

【简易找穴】坐位，小趾向上跷起，小趾长伸肌腱外侧凹陷中，按压有酸胀感处即是。

【保健按摩】用指腹揉按足临泣，每天 100~200 下，以有酸胀、微痛的感觉为宜，可治疗乳炎、乳腺增生等病症。

地五会 GB 42

【主　治】偏头痛，目赤痛，耳鸣耳聋，内伤吐血，乳肿乳痛，腋下肿，腰痛，足背红肿。

【定位取穴】第 4、5 跖骨间，第 4 跖趾关节近端凹陷中。

【简易找穴】小趾向上跷起，小趾长伸肌腱内侧缘处即是。

【保健按摩】经常用指腹按揉地五会，长期坚持对足趾麻木等不适有很好的调理作用。

侠溪 GB 43

【主　治】头痛目眩，颌痛，外眦红肿，迎风流泪，耳鸣耳聋，颊肿，腋下肿，胸胁痛，瘰疬，乳痈，气喘，咳逆，疟疾，偏风，狂疾，四肢浮肿。

【定位取穴】第 4、5 趾间，趾蹼缘后方赤白肉际处。

【简易找穴】坐位，在足背部第 4、5 趾之间连接处的缝纹头处即是。

【保健按摩】头痛目眩、耳鸣时，可按揉侠溪来缓解症状。

足窍阴 GB 44

【主　治】头痛，眩晕，目痛，耳鸣，耳聋，喉痹，舌强，热病胁痛，咳逆，烦心，梦魇，手足转筋，肘不得举，痈疽。

【定位取穴】第 4 趾末节外侧，趾甲根角侧后方 0.1 寸（指寸）。

【简易找穴】坐位，第 4 趾趾甲外侧缘与下缘各作一垂线，其交点处即是。

【保健按摩】头痛和牙痛时，可用尖锐物刺激足窍阴 100 下。

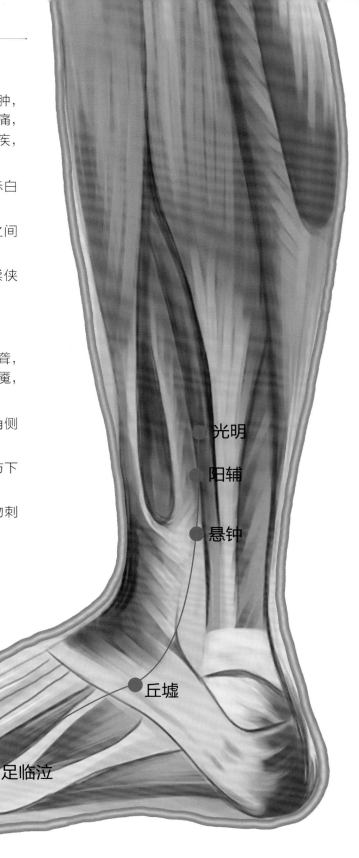

光明

阳辅

悬钟

丘墟

地五会

侠溪

足临泣

足窍阴

第十二章 足厥阴肝经

足厥阴肝经，连络胆，归属肝脏。肝喜调达恶抑郁，肝经不通会影响肝脏的功能，反之亦然。所以与情志不舒的病症都可以通过肝经穴位来调理。肝经循阴器，所以男科、妇科病症都可以通过疏理肝经气血来治疗。

> (穴位数量) 凡14穴，左右共28穴
> (穴位分布) 11穴分布于下肢内侧，3穴位于胸腹部

敲肝经

敲肝经可以从大腿根部开始，然后循着肝经走向用手指节来进行敲打。在敲打肝经时用力要柔和、均匀、有力。调理敲打肝经以舒适为度，泻肝火可以适当加大敲击力量，但以能忍受为度。对于肝经上的穴位区域可以做重点敲打部位。每次敲打10分钟左右，敲打完后适当喝水休息，静待肝经气血调达畅通。

大敦 LR 1

【主　治】遗尿，癃闭，小便不利，月经不调，崩漏，经闭，阴挺，中风，癫痫，疝气，缩阴症。

【定位取穴】在足趾，大趾末节外侧，趾甲根角侧后方 0.1 寸（指寸）。

【简易找穴】坐位，大趾趾甲外侧缘与下缘各作一垂线，其交点处即是。

【保健按摩】长期坚持按揉大敦，可以起到疏通经络、清理气血的作用。

行间 LR 2

【主　治】头痛，目眩，目赤肿痛，口㖞，胁痛，疝气，小便不利，崩漏，月经不调，痛经，带下。

【定位取穴】在足背，第 1、2 趾间，趾蹼缘后方赤白肉际处。

【简易找穴】坐位，在足背部第 1、2 趾间连接处的缝纹头处即是。

【保健按摩】长期坚持点按行间，每次 100~200 下，可缓解头痛、耳鸣耳聋、失眠症状。

太冲 LR 3

【主　治】头痛，眩晕，目赤肿痛，口㖞，胁痛，遗尿，疝气，崩漏，月经不调，癫痫，呕逆，小儿惊风，下肢痿痹。

【定位取穴】在足背，当第 1、2 跖骨间，跖骨底结合部前方凹陷中。

【简易找穴】足背，沿第 1、2 趾间横纹向足背上推，感觉到有一凹陷处即是。

【保健按摩】长期坚持按揉太冲，对缓解焦虑有帮助。

中封 LR 4

【主　治】疝气偏坠，遗精白浊，阳痿阴痛，癃闭，鼓胀，浮肿，腹痛，腰痛，膝肿。

【定位取穴】在内踝前，胫骨前肌肌腱的内侧缘凹陷处。

【简易找穴】坐位，趾上翘，足背可见一大筋，其内侧、足内踝前下方凹陷处即是。

【保健按摩】用指端用力按揉中封，每次 100~200 下，可调理男性肾虚。

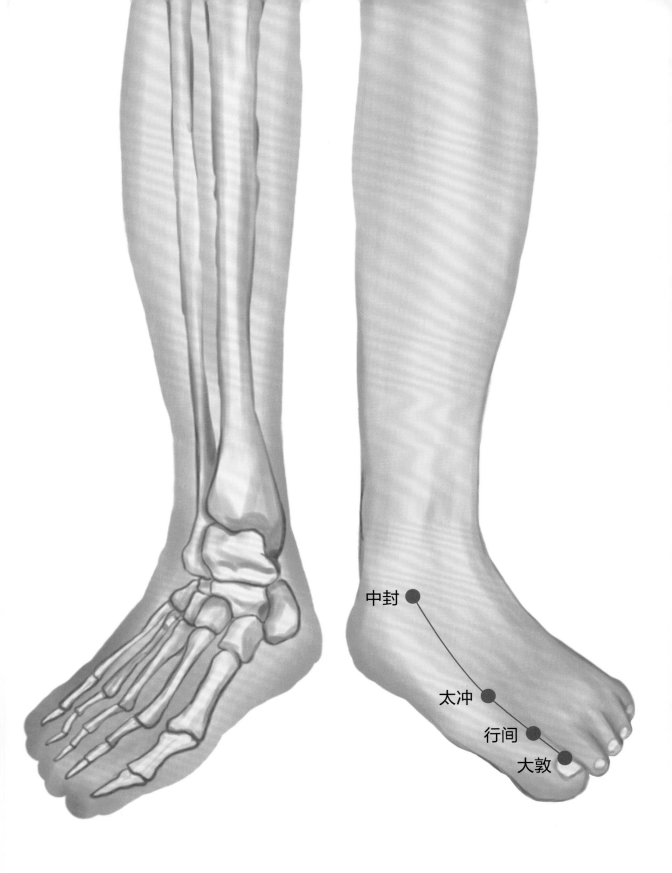

中封

太冲

行间

大敦

蠡沟 LR 5

【主　治】月经不调，赤白带下，阴挺，崩漏，疝气，遗溺，梅核气，腰痛。

【定位取穴】在小腿内侧，内踝尖上 5 寸，胫骨内侧面的中央。

【简易找穴】坐位，内踝尖垂直向上量 7 横指，胫骨内侧凹陷处即是。

【保健按摩】坚持按揉蠡沟，每次 100~200 下，可调理阴囊湿疹、阴道瘙痒等湿热病。

中都 LR 6

【主　治】疝气，遗精，崩漏，产后恶露不尽，少腹满痛，手足拘急，湿痹。

【定位取穴】在小腿内侧，内踝尖上 7 寸，胫骨内侧面的中央。

【简易找穴】坐位，内踝尖与阴陵泉连线之中点上半横指处即是。

【保健按摩】用指腹按揉中都，可缓解急性肋骨痛、急性肝区痛、急性眼睛胀痛。

膝关 LR 7

【主　治】痛风，寒湿走注，下肢疼痛，腰腿不便，浑身风疹。

【定位取穴】在膝部，胫骨内侧髁的下方，阴陵泉后 1 寸。

【简易找穴】先找到阴陵泉，向后量 1 横指，可触及一凹陷处即是。

【保健按摩】坚持拿捏膝关，每次 100~200 下，可以有效缓解膝部和下肢疼痛。

曲泉 LR 8

【主　治】小腹痛，小便不利，遗尿，尿闭，泄泻，痢疾，阴挺，阴痒，遗精，膝痛。

【定位取穴】在膝部，腘横纹内侧端，股骨内侧髁的后缘，半腱肌肌腱内缘凹陷中。

【简易找穴】膝内侧，屈膝时可见膝关节内侧面横纹端，其横纹头凹陷处即是。

【保健按摩】经常用指腹点按曲泉，长期坚持可疏肝解郁，防治乳腺增生。

阴包 LR 9

【主　治】小便不利，少腹疼痛，遗尿，癃闭，月经不调，两股生疮。

【定位取穴】在股前区，髌底上 4 寸，股内肌与缝匠肌之间。

【简易找穴】大腿内侧，膝盖内侧上端的骨性标志，直上 6 横指处即是。

【保健按摩】经常用指腹轻揉阴包，可增强生殖器官的功能，并预防女性乳腺疾病。

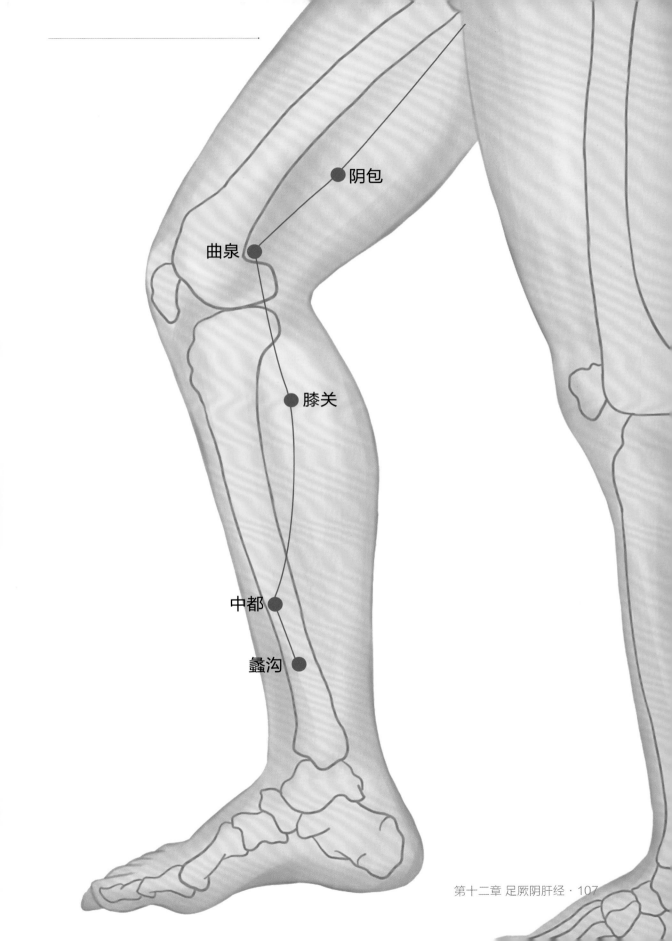

阴包

曲泉

膝关

中都

蠡沟

足五里 LR 10

【主 治】少腹胀满，小便不利，睾丸肿痛，阴囊湿痒，四肢倦怠，股内侧疼痛。

【定位取穴】在股前侧，气冲直下 3 寸，动脉搏动处。

【简易找穴】先取气冲，直下 4 横指处即是。

【保健按摩】长期坚持按摩足五里，可缓解小便不通畅、阴部湿痒、浑身倦怠无力等症状。

阴廉 LR 11

【主 治】月经不调，赤白带下，疝痛，阴门瘙痒，气攻两胁，腿股疼痛。

【定位取穴】在股前侧，气冲直下 2 寸。

【简易找穴】先取气冲，直下 3 横指处即是。

【保健按摩】每天坚持用指腹揉按阴廉，每次 100~200 下，可辅助治疗生殖系统疾病。

急脉 LR 12

【主 治】少腹疼痛，疝气偏坠，阴挺，股内侧痛。

【定位取穴】在腹股沟区，横平耻骨联合上缘，前正中线旁开 2.5 寸处。

【简易找穴】腹股沟动脉搏动处即是。

【保健按摩】用指腹轻揉急脉，每次 100~200 下，可改善精力减退、腰腿寒冷。

章门 LR 13

【主 治】口干，食噎，呕吐，饮食不化，脘腹胀满，痞块积聚，肠鸣泄泻，久痢不止，大便秘结，羸瘦，疝气，腰痛，中风，胸胁支满，惊风，咳嗽。

【定位取穴】在侧腹部，第 11 肋游离端的下际。

【简易找穴】正坐，屈肘合腋，肘尖所指处，按压有酸胀感处即是。

【保健按摩】腹痛、腹胀时用指腹按摩章门，持续 100~200 下，可缓解症状。

期门 LR 14

【主 治】饮食不下，呕吐呃逆，伤食腹坚，下痢脓血，奔豚上下，消渴，胸胁支满，积聚痞块，卧不安，目眩，面赤，项强，疟疾，癃闭，遗尿，小便难，妇人产后余疾。

【定位取穴】在胸部，第 6 肋间隙，前正中线旁开 4 寸。

【简易找穴】正坐或仰卧，自乳头垂直向下推 2 个肋间隙，按压有酸胀感处即是。

【保健按摩】每天坚持按揉期门，每次 100~200 下，可辅助治疗各种妇科疾病和男科前列腺肥大。

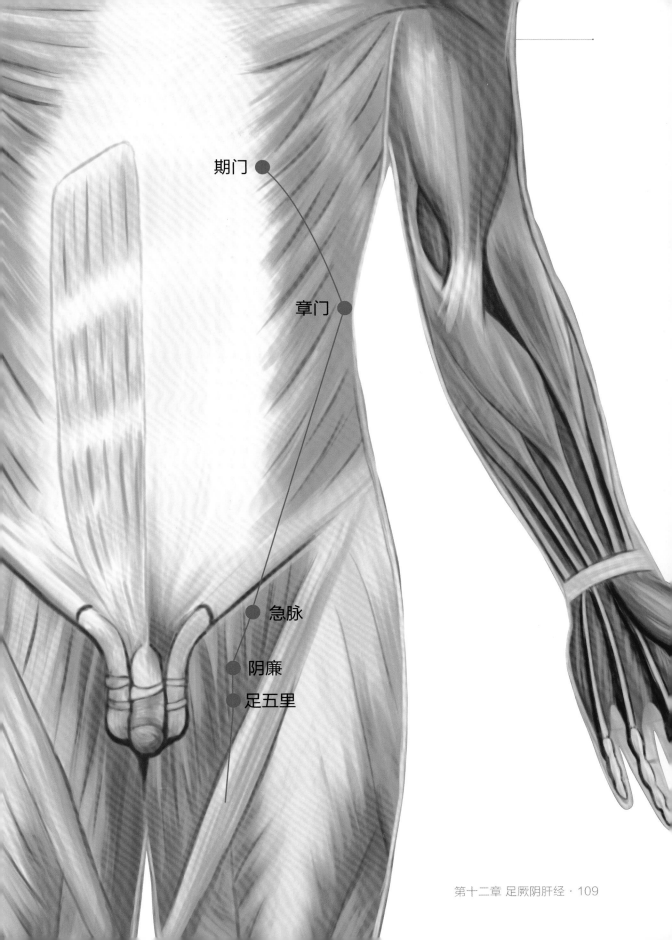

期门

章门

急脉

阴廉

足五里

第十三章 任脉

任，有担任，妊养的意思。任脉起于胞宫，所以它与女性的生育功能有着密切的关系。任脉穴位可以调节女性经、带、胎、产等相关病症，为女性生养之本。任脉循行于人的前正中线，"腹为阴，背为阳"，任脉与人体阴经交会，调节阴经的气血。任脉气血不通或者不足对于男性来说，就会影响男性的性功能，如睾丸的生精能力和前列腺的健康。

穴位数量 共24穴

穴位分布 分布于面、颈、胸、腹的前正中线上

拍打任脉

从上到下拍打即可，重点拍打关元、神阙、膻中、气海、巨阙等重要穴位。拍打的时候用左右掌心交替拍打，这样可以一举两得，提高疗效，因为掌心有劳宫穴，用掌心去拍打，可以间接起到按摩劳宫穴的作用。劳宫穴属于手厥阴心包经，心包经对心脏起着保护作用。拍打结束后，将双手搓热，两手劳宫穴上下重叠放在关元穴热敷，这样能够起到收气归元的作用。

会阴 CV 1

【主　治】癫狂、惊痫，遗精，阳痿，女子月经不调，小便难，遗尿，阴痒，阴挺。

【定位取穴】在会阴部，男性在阴囊根部与肛门连线的中点，女性在大阴唇后联合与肛门连线的中点。

【简易找穴】仰卧屈膝，在会阴部，取两阴连线的中点即是。

【保健按摩】用指腹揉按会阴100~200下，以有酸胀感为宜，可辅助治疗男性生殖器官病。

曲骨 CV 2

【主　治】小腹胀满疼痛，疝气，小便淋沥，遗精，阳痿，早泄，月经不调，痛经。

【定位取穴】在下腹部，耻骨联合上缘，前正中线上。

【简易找穴】在下腹部，正中线上，从下腹部向下摸到一横向的骨性标志上缘即是。

【保健按摩】用指腹揉按曲骨，每次100~200下，长期坚持可以调理小便不利、月经不调等疾病。

中极 CV 3

【主　治】小腹热痛，疝气，遗尿，尿频，尿闭，肾炎，尿路感染，水肿，遗精，阳痿，早泄，月经不调，崩漏，阴痒，盆腔炎，附件炎，子宫内膜炎，子宫脱垂，产后宫缩痛。

【定位取穴】在下腹部，脐中下4寸，前正中线上。

【简易找穴】在下腹部，正中线上，耻骨联合上缘1横指处即是。

【保健按摩】用指腹揉按中极，每次100~200下，长期坚持对男性和女性生殖系统有保健作用。

关元 CV 4

【主　治】脐腹绞痛，癥瘕鼓胀，小便赤涩，遗尿，癃闭，水肿，遗精，阳痿，早泄，月经不调，崩漏，产后恶露不尽，腹痛泄泻。

【定位取穴】在下腹部，脐中下3寸，前正中线上。

【简易找穴】在下腹部，正中线上，肚脐中央向下 4 横指处即是。

【保健按摩】每天坚持用指腹按揉关元 100~200 下，可辅助治疗疝气、阳痿。

石门 CV 5

【主　治】腹胀坚痛，小腹绞痛，奔豚，水肿，尿潴留，遗尿，遗精，阳痿，月经不调，崩漏，带下，产后恶露不尽。

【定位取穴】在下腹部，当脐中下 2 寸，前正中线上。

【简易找穴】在下腹部，正中线上，肚脐中央向下 3 横指处即是。

【日常保健】用热毛巾对石门进行热敷，有消水肿的作用。

气海 CV 6

【主　治】腹痛，腹胀，泄泻，胃下垂，遗尿，遗精，阳痿，月经不调，痛经，崩漏。

【定位取穴】在下腹部，脐中下 1.5 寸，前正中线上。

【简易找穴】在下腹部，正中线上，肚脐中央向下与关元之间的中点处即是。

【保健按摩】经常用指腹按揉气海 100~200 下，长期坚持可辅助治疗四肢乏力、月经不调。

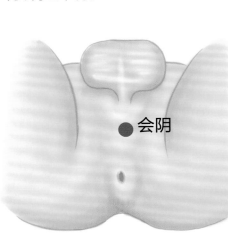

会阴

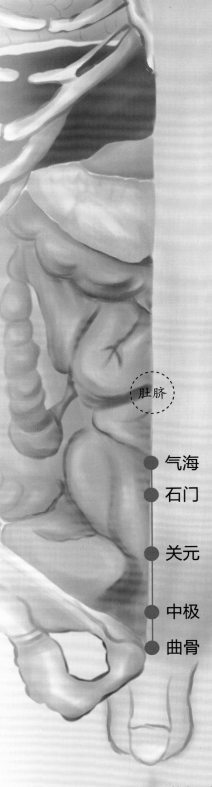

肚脐

气海
石门
关元
中极
曲骨

阴交 CV 7

【主　治】腹满水肿，绕脐冷痛，疝气，泄泻，阴痒，血崩，带下，产后恶露不止。

【定位取穴】在下腹部，脐中下 1 寸，前正中线上。

【简易找穴】在下腹部，正中线上，肚脐中央向下 1 横指处即是。

【保健按摩】腹泻、腹胀时，用指腹揉按阴交 100~200 下，可以缓解腹部不适。

神阙 CV 8

【主　治】急慢性肠炎，细菌性痢疾，肠粘连，脐腹冷痛，水肿鼓胀，便秘脱肛，四肢厥冷，休克。

【定位取穴】在脐区，脐中央。

【简易找穴】在脐区，肚脐中央即是。

【保健按摩】父母经常帮助孩子揉脐，可防治小儿腹泻、疳积等。

水分 CV 9

【主　治】腹胀，腹痛，恶心呕吐，肠鸣泄泻，水肿，腹水，肠炎，肾炎。

【定位取穴】在上腹部，脐中上 1 寸，前正中线上。

【简易找穴】在上腹部，肚脐中央向上 1 横指处。

【保健按摩】水肿、腹水时，揉按腹部的水分 100~200 下，可以缓解症状。

下脘 CV 10

【主　治】胃痛，胃扩张，胃痉挛，胃下垂，消化不良，急慢性胃炎，肠炎，痢疾，腹中包块。

【定位取穴】在上腹部，脐中上 2 寸，前正中线上。

【简易找穴】在上腹部，正中线上，肚脐中央向上 3 横指处即是。

【保健按摩】用大鱼际按揉下脘，对缓解腹痛，辅助治疗消化不良、呕吐十分有效。

建里 CV 11

【主　治】胃脘痛，急慢性胃炎，胃肠功能紊乱，胃下垂，消化不良及腹胀身肿，腹痛肠鸣，腹膜炎，腹直肌痉挛。

【定位取穴】在上腹部，脐中上 3 寸，前正中线上。

【简易找穴】在上腹部，正中线上，肚脐中央向上 4 横指处即是。

【保健按摩】坚持按压建里，每次 100~200 下，可辅助治疗胃痛、食欲不振、腹痛等。

中脘 CV 12

【主　治】腹痛，腹胀，胃脘痛，急慢性胃炎，胃扩张，胃痉挛，胃下垂，消化性溃疡，急性肠梗阻，消化不良，肠鸣，泄泻，痢疾，便秘，失眠，高血压，黄疸，疳积。

【定位取穴】在上腹部，脐中上 4 寸，前正中线上。

【简易找穴】在上腹部，肚脐与胸剑联合连线的中点处。

【保健按摩】长期坚持按摩中脘，每次 100~200 下，可辅助治疗胃痛、呕吐等症。

上脘 CV 13

【主　治】胃痛，腹胀，反胃，呕吐，呃逆，急慢性胃炎，胃扩张，胃痉挛，消化性溃疡，肠鸣泄泻，癫狂，痫症。

【定位取穴】在上腹部，脐中上 5 寸，前正中线上。

【简易找穴】在上腹部，中脘上 1 横指处。

【保健按摩】胃胀、呕吐、打嗝时，用指腹揉按上脘 100~200 下，可有效缓解不适。

巨阙 CV 14

【主　治】胸闷短气，心绞痛，心烦惊悸，胸膜炎，支气管炎，癫狂病症，健忘，胃痛，呃逆，噎膈，呕吐，食欲减退，胃溃疡，急慢性胃炎，慢性肝炎。

【定位取穴】在上腹部，脐中上 6 寸，前正中线上。

【简易找穴】在上腹部，正中线上，中脘与胸剑联合之间的中点处即是。

【保健按摩】长期坚持按揉巨阙，可辅助治疗胃下垂。

鸠尾 CV 15

【主　治】胸满咳逆，胸痛，癫痫，胃痛，呕吐，呕血，食不下。

【定位取穴】在上腹部，胸剑结合部下 1 寸，前正中线上。

【简易找穴】从胸剑结合部沿前正中线直下 1 横指处即是。

【保健按摩】长期坚持点按鸠尾，每次 100~200 下，可使皮肤富有光泽，令人气色饱满、精力充沛。

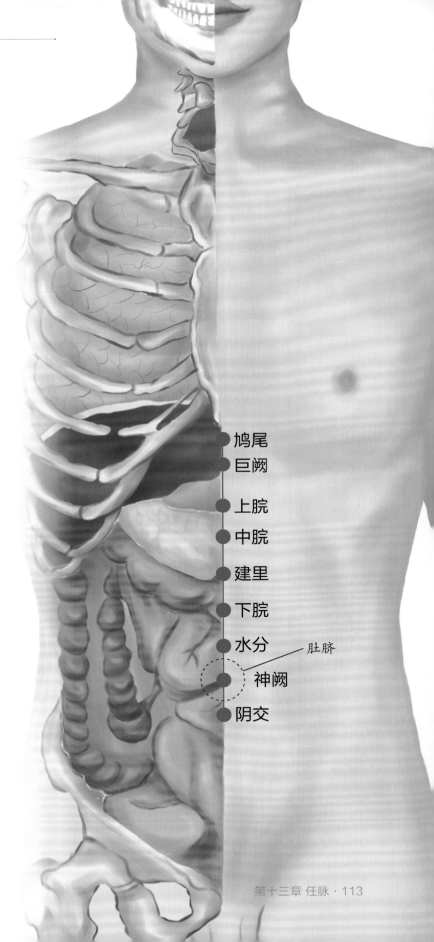

鸠尾
巨阙
上脘
中脘
建里
下脘
水分
肚脐
神阙
阴交

中庭 CV 16

【主　治】胸胁支满，心绞痛，慢性胃炎，噎膈，饮食不下，呕吐，呃逆。

【定位取穴】在胸部，胸剑结合中点处，前正中线上。

【简易找穴】在胸部，由锁骨往下数第5肋间，平第5肋间，当前正中线上即是。

【保健按摩】上下反复推按中庭，可辅助治疗胸腹胀满、呕吐、噎嗝等胃气上逆的症状。

膻中 CV 17

【主　治】胸痹，心痛，心烦，心律不齐，心绞痛，咳嗽气喘，气管炎，哮喘，产后乳汁少，乳腺炎及胸膜炎，肋间神经痛，贲门痉挛，小儿吐乳疾患。

【定位取穴】在胸部，横平第4肋间隙，前正中线上。

【简易找穴】在胸部，由锁骨往下数第4肋间，平第4肋间，当前正中线上即是。

【保健按摩】每天坚持按揉膻中100~200下，可辅助治疗产后乳汁不足。

玉堂 CV 18

【主　治】胸痛，咳嗽，气短，咳逆上气，咳吐寒痰，喉痹咽肿。

【定位取穴】在胸部，横平第3肋间隙，前正中线上。

【简易找穴】在胸部，由锁骨往下数第3肋间，平第3肋间，当前正中线上即是。

【保健按摩】用力按压玉堂，以有酸胀感为宜，每次100~200下，可缓解呕吐、胸痛、乳房胀痛等气滞引起的疾病。

紫宫 CV 19

【主　治】咳嗽，气喘，吐血，胸胁支满，喉痹，饮食不下。

【定位取穴】在胸部，横平第2肋间隙，前正中线上。

【简易找穴】在胸部，由锁骨往下数第2肋间，平第2肋间，当前正中线上即是。

【保健按摩】长期坚持按揉紫宫，每次100~200下，可调理咳嗽、气喘、胸痛、支气管炎、呕吐等症。

华盖 CV 20

【主　治】咳嗽，气喘，胸胁痛，咽肿喉痹。

【定位取穴】在胸部，横平第1肋间隙，前正中线上。

【简易找穴】在胸部，由锁骨往下数第1肋间，平第1肋间，当前正中线上即是。

【保健按摩】用指腹按压华盖，每次100~200下，长期坚持可治咳嗽、气喘、扁桃体炎等疾病。

璇玑 CV 21

【主　治】胸胁支满，哮喘，支气管炎，喉痹，胃中有积，贲门痉挛。

【定位取穴】在胸部，胸骨上窝下1寸，前正中线上。

【简易找穴】仰卧，从天突沿前正中线向下1横指处即是。

【保健按摩】用指腹点压璇玑，以有酸、胀、麻感为宜，每次100~200下，可辅助治疗咳嗽、气喘、胸痛、咽喉肿痛等。

天突 CV 22

【主　治】咳嗽，哮喘，胸中气逆，肺痈，咳吐脓血，喉痹，咽干，失音，暴喑，呕吐，呃逆，喉鸣，梅核气，瘿瘤，膈肌痉挛，神经性呕吐。

【定位取穴】在颈前区，胸骨上窝中央，前正中线上。

【简易找穴】仰卧，由喉结直下可摸到一凹窝，中央处即是。

【保健按摩】用指腹按压天突，每次100~200下，长期坚持可辅助治疗慢性咽炎。

廉泉 CV 23

【主　治】舌下肿痛，舌强不语，舌肌麻痹，口腔炎，暴喑，喉痹，咽炎，扁桃体炎，咽食困难，咳逆喘息，胸满胸痛，消渴。

【定位取穴】在颈前区，喉结上方，舌骨上缘凹陷中，前正中线上。

【简易找穴】仰坐，从下巴沿颈前正中线向下推，喉结上方可触及舌骨体，上缘中点处即是。

【保健按摩】用指腹点揉廉泉，每次100~200下，长期坚持可辅助治疗中风失语、慢性咽炎等。

承浆 CV 24

【主　治】中风口喎，流涎，舌强，面肿，三叉神经痛，口腔溃疡，齿龈肿痛，暴喑，消渴，精神病，遗尿。

【定位取穴】在面部，颏唇沟的正中凹陷处。

【简易找穴】正坐仰靠，颏唇沟正中按压有凹陷处即是。

【保健按摩】用指腹点压承浆，以局部有酸、胀、麻感为宜，每次100~200下，有通经活络、清热利咽的功效。

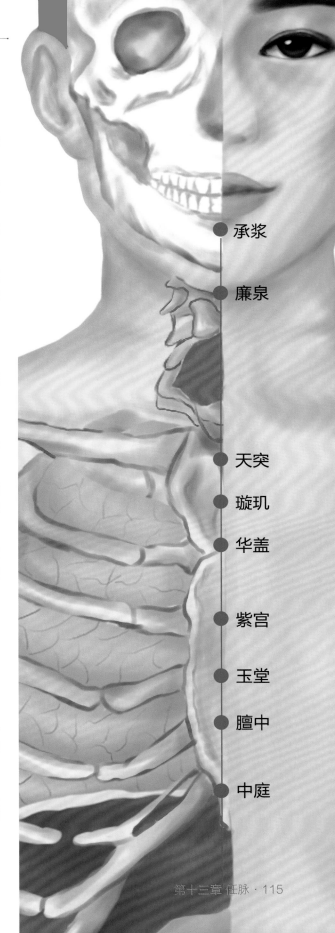

承浆
廉泉
天突
璇玑
华盖
紫宫
玉堂
膻中
中庭

第十四章 督脉

督脉总督一身之阳经，六条阳经都与督脉交会于大椎，督脉有调节阳经气血的作用，故称之为"阳脉之海"。"督"表示统领所有的阳经，能督促人体的精、气、神。它与任脉一样，是奇经八脉中两条非常重要的经脉。当十二经脉气血充盈，就会流溢到任督二脉，任督二脉气机旺盛，则会循环作用于十二条经脉，所以"任督通则百脉皆通"。

穴位数量 共29穴

穴位分布 分布于头、面、项、背、腰、骶部之后正中线上

拍打督脉

保持督脉气血充足、通畅，可使人体阳气充盈，让人感觉筋骨舒展、头脑聪明、精力旺盛，男子精壮，女性月经顺畅。使用拍打棒沿背部正中线，从骶部向上拍打至大椎穴，一定要注意方向，因为自下向上是"补"，反方向则为"泻"，并注意保持一定的节奏和弹力。

长强 GV 1

【主　治】腹泻，便秘，便血，痔疮，脱肛，阴道瘙痒，阴囊湿疹，癫狂病，腰脊，尾骶部疼痛。

【定位取穴】在尾骨下方，尾骨端与肛门连线的中点处。

【简易找穴】仰卧屈膝，在尾骨端下，尾骨端与肛门连线中点处即是。

【保健按摩】用指腹用力揉按长强，每天100~200下，长期坚持可辅助治疗便秘、痔疮、脱肛、腹泻。

腰俞 GV 2

【主　治】腰脊强痛，下肢痿痹，盆腔炎，月经不调，赤白带下，遗尿，癃闭，尿路感染，泄泻，便血，痔疾，癫痫。

【定位取穴】在骶区，正对骶管裂孔，后正中线上。

【简易找穴】俯卧，后正中线上，顺着脊柱向下，正对骶管裂孔处即是。

【保健按摩】用指腹用力揉按腰俞，每天100~200下，长期坚持可治腹泻、月经不调等。

腰阳关 GV 3

【主　治】月经不调，赤白带下，功能性子宫出血，睾丸炎，遗精，阳痿，膀胱麻痹，脊髓炎，腰骶痛，坐骨神经痛，下肢痿痹。

【定位取穴】在腰部脊柱区，第4腰椎棘突下凹陷中，后正中线上。

【简易找穴】两侧髂前上棘连线与脊柱交点，可触及一凹陷处即是。

【保健按摩】握拳，用指关节用力揉按腰阳关100~200下，长期坚持可调理腰膝酸痛、阳痿、早泄等。

命门 GV 4

【主　治】腰脊神经痛,脊柱炎,急性腰扭伤,小儿麻痹后遗症,前列腺炎,遗精,阳痿,早泄,盆腔炎,子宫内膜炎,赤白带下,肾炎,小便不利,遗尿,白浊,贫血,神经衰弱,头晕耳鸣,小儿惊痫,瘀疝。

【定位取穴】在腰部脊柱区,第2腰椎棘突下凹陷中,后正中线上。

【简易找穴】肚脐水平线与后正中线交点,按压有凹陷处即是。

【保健按摩】每天用指腹按摩命门100~200下,长期坚持可调理阳痿、遗精、月经不调等。

悬枢 GV 5

【主　治】脾胃虚弱,胃痛,腹胀腹痛,水谷不化,泄泻,痢疾,急性胃肠炎,腰脊强痛,腰肌筋膜炎。

【定位取穴】在腰部脊柱区,第1腰椎棘突下凹陷中,后正中线上。

【简易找穴】从命门沿后正中线向上推一个椎体,其上缘凹陷处即是。

【保健按摩】坚持用指腹按揉悬枢,每次100~200下,可辅助治疗腹胀、腹泻、消化不良、腰背部疼痛等病症。

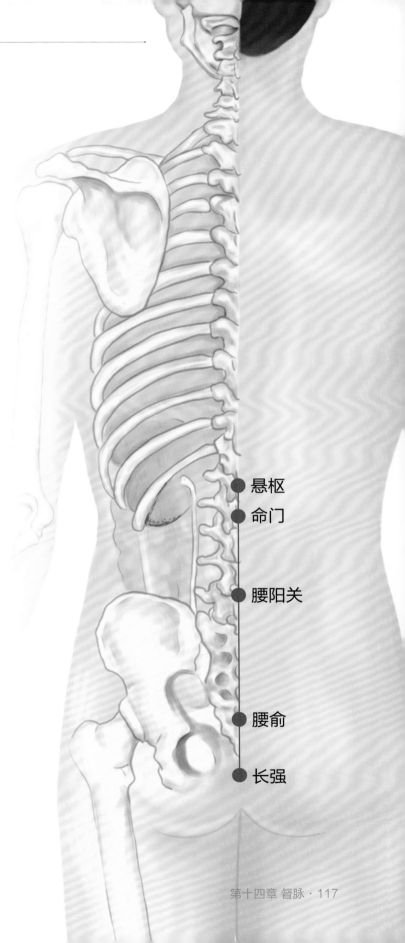

悬枢

命门

腰阳关

腰俞

长强

脊中 GV 6

【主　治】急性胃肠炎，腹胀，腹泻，呕吐，胃溃疡，胃神经痛，小儿痢下赤白，黄疸，肝炎，腰脊强痛，小儿疳积，风痫癫邪。

【定位取穴】在背部脊柱区，第 11 胸椎棘突下凹陷中，后正中线上。

【简易找穴】两侧肩胛下角连线与后正中线相交处向下推 4 个椎体，其下缘凹陷处即是。

【保健按摩】常用指腹按揉脊中，每次 100~200 下，可辅助治疗腹胀、腹泻、痔疮、脱肛、便血等肠腑病症。

中枢 GV 7

【主　治】腰痛脊强，胃脘痛，食欲不振，呕吐，发热，黄疸，胃炎，肝炎，胆囊炎，视力减退。

【定位取穴】在背部脊柱区，第 10 胸椎棘突下凹陷中，后正中线上。

【简易找穴】两侧肩胛下角连线与后正中线相交处向下推 3 个椎体，其下缘凹陷处即是。

【保健按摩】常用指腹按揉中枢，可缓解腰背疼痛、呕吐、腹胀、胃痛、食欲不振等病症。

筋缩 GV 8

【主　治】心痛，癫痫，神经衰弱，癔症，腰脊神经痛，强直性痉挛，肝炎，胃炎，胆囊炎。

【定位取穴】在背部脊柱区，第 9 胸椎棘突下凹陷中，后正中线上。

【简易找穴】两侧肩胛下角连线与后正中线相交处向下推 2 个椎体，其下缘凹陷处即是。

【保健按摩】经常点揉筋缩，每次 100~200 下，可辅助治疗腰椎间盘突出、筋脉拘挛、小儿抽动症、癫痫等症。

至阳 GV 9

【主　治】胸胁胀闷，咳嗽气喘，腹背相引痛，腰背强痛，四肢重痛，疟疾。

【定位取穴】在背部脊柱区，第 7 胸椎棘突下凹陷中，后正中线上。

【简易找穴】两侧肩胛下角连线与后正中线相交处椎体，其下缘凹陷处即是。

【保健按摩】握拳敲打至阳，每次 100~200 下，可缓解心绞痛、胃痛、腹痛等。

灵台 GV 10

【主　治】咳嗽气喘，身热，脊背强痛，痈疽疔疮，胸胁胀满，胃痛，疟疾。

【定位取穴】在背部脊柱区，第 6 胸椎棘突下凹陷中，后正中线上。

【简易找穴】两侧肩胛下角连线与后正中线相交处向上推 1 个椎体，其下缘凹陷处即是。

【保健按摩】经常用按摩槌轻轻敲打灵台，长期坚持，可以提高睡眠质量。

神道 GV 11

【主　治】心痛，惊悸，神经衰弱，癔症，小儿惊痫，瘰疬，咳嗽气喘，风寒汗不出，疟疾，项强背痛，肋间神经痛。

【定位取穴】在背部脊柱区，第 5 胸椎棘突下凹陷中，后正中线上。

【简易找穴】两侧肩胛下角连线与后正中线相交处向上推 2 个椎体，其下缘凹陷处即是。

【保健按摩】每天坚持揉按神道 100~200 下，可缓解心脏供血不足，辅助治疗心绞痛、心脏不适等症。

身柱 GV 12

【主　治】咳嗽气喘，肺炎，支气管炎，哮喘，肺结核，百日咳，感冒，身热头痛，癫狂、痫症，小儿抽搐，惊厥，神经衰弱。

【定位取穴】在上背部脊柱区，第 3 胸椎棘突下凹陷中，后正中线上。

【简易找穴】两侧肩胛骨内侧角连线与后正中线相交处椎体，其下缘凹陷处即是。

【保健按摩】用指尖揉按身柱，每次 100~200 下，可辅助治疗气喘、感冒、咳嗽以及因咳嗽导致的肩背疼痛。

陶道 GV 13

【主　治】头项强痛，恶寒发热，咳嗽气喘，胸痛，神经衰弱，癔症，骨蒸潮热，盗汗，肺结核。

【定位取穴】在项背部脊柱区，第 1 胸椎棘突下凹陷中，后正中线上。

【简易找穴】低头，颈背交界椎骨高突处垂直向下推 1 个椎体，其下缘凹陷处即是。

【保健按摩】用力按压陶道，可以缓解脊背酸痛。

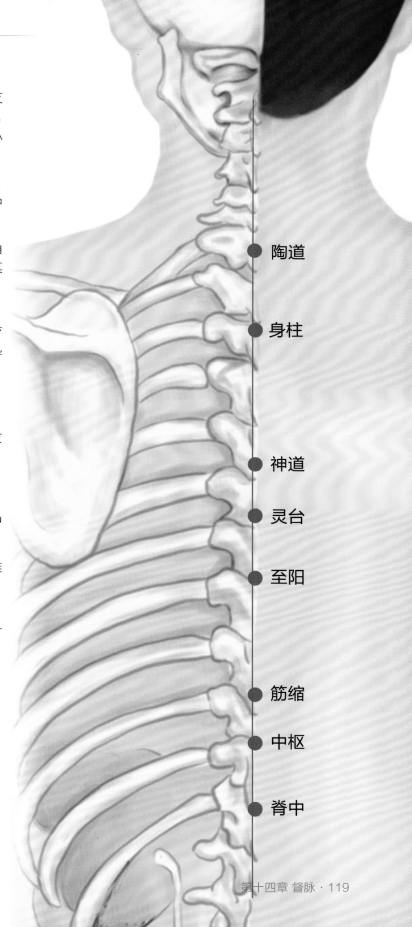

陶道

身柱

神道

灵台

至阳

筋缩

中枢

脊中

大椎 GV 14

【主　治】感冒，恶寒发热，头项强痛，疟疾，咳嗽，胸背疼痛，支气管炎，骨蒸潮热，盗汗，神经衰弱，癫狂痫症，中暑，呕吐，风疹。

【定位取穴】在项背部脊柱区，第7颈椎棘突下凹陷中，后正中线上。

【简易找穴】低头，颈背交界椎骨高突处椎体，其下缘凹陷处即是。

【保健按摩】每天坚持用指腹按揉大椎100~200下，能治疗颈项痛。

哑门 GV 15

【主　治】音哑，言语涩滞，舌缓不语，咽喉肿痛，头风头痛，颈项强急，项后痛，癫痫，癔症，精神分裂症，中风。

【定位取穴】在项后，第2颈椎棘突上际凹陷中，后正中线上。

【简易找穴】沿脊柱向上，入后发际上半横指处即是。

【保健按摩】每天坚持按摩哑门，可以预防脊椎疾病。

风府 GV 16

【主　治】流行性感冒，神经性头痛，颈项强痛，目眩，鼻塞，鼻出血，咽喉肿痛，暴喑，癔症，精神分裂症，癫痫，脑萎缩，高血压。

【定位取穴】在颈后区，枕外隆凸直下，两侧斜方肌之间凹陷中。

【简易找穴】沿脊柱向上，入后发际上1横指处即是。

【保健按摩】用指腹揉按风府，以有酸痛、胀麻的感觉为宜，每次100~200下，可辅助治疗风邪所致伤风感冒、发热、鼻塞等疾病。

脑户 GV 17

【主　治】风眩头痛，头重项强，面赤，音哑，三叉神经痛，面神经麻痹，痉挛，视物不清，目黄，癫痫。

【定位取穴】在头部正中线上，枕外隆凸的上缘凹陷中。

【简易找穴】正坐或俯卧，在后正中线上，枕外粗隆上缘的凹陷处即是。

【保健按摩】每天揉按脑户100~200下，长期坚持可有效缓解因工作或心理压力而引起的头痛。

强间 GV 18

【主　治】头痛，目眩，耳源性眩晕，口喝，颈项强痛，枕神经痛，失眠，神经衰弱，癫痫。

【定位取穴】在头部正中线上，后发际正中直上4寸。

【简易找穴】百会与风府连线的中点。

【保健按摩】用指腹揉按强间，每次100~200下，长期坚持可调理头痛、目眩、颈项强痛等。

后顶 GV 19

【主　治】头昏目眩，癫痫，头项强急，历节汗出，烦心。

【定位取穴】在头部正中线上，后发际正中直上5.5寸。

【简易找穴】正坐或俯卧，在后正中线上，前、后发际之间的中点。

【保健按摩】用指腹揉按后顶，每天100~200下，长期坚持可缓解头痛、眩晕、耳鸣等。

百会 GV 20

【主　治】头风，头痛目眩，耳聋，耳鸣，目不能视，鼻塞，鼻出血，口噤不开，角弓反张，小儿惊痫，脱肛，泄泻，痔疾。

【定位取穴】在头部正中线上，前发际正中直上 5 寸。

【简易找穴】正坐，两耳尖与头正中线相交，按压有凹陷处即是。

【保健按摩】用指腹按揉百会，每次 100~200 下，长期坚持可使人头脑清醒、益寿延年。

前顶 GV 21

【主　治】头痛，目眩，头风，顶中痛，面赤肿，小儿惊癫，瘛疭，高血压，鼻炎。

【定位取穴】在头部正中线上，前发际正中直上 3.5 寸。

【简易找穴】正坐，由百会向前量 2 横指处即是。

【保健按摩】按揉前顶，每次 100~200 下，以有酸胀感为宜，长期坚持可缓解头痛症状。

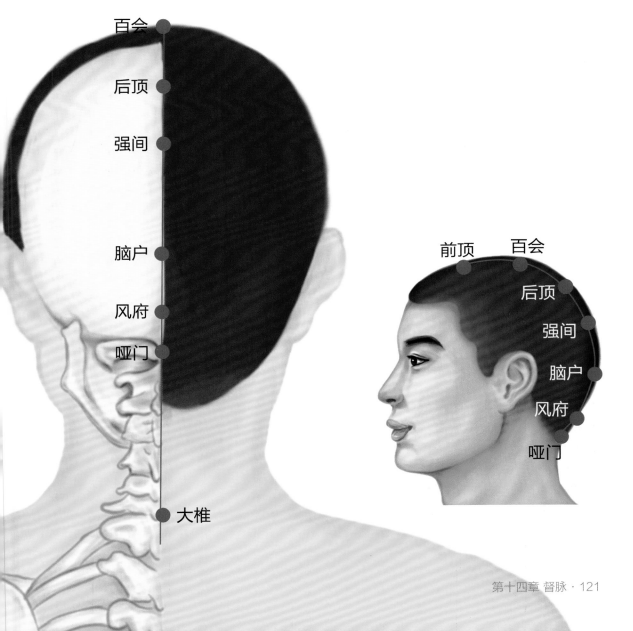

囟会 GV 22

【主　治】头痛，目眩，面赤暴肿，颜青，鼻出血，癫疾，小儿惊痫，卒中。

【定位取穴】在头部正中线上，前发际正中直上2寸。

【简易找穴】正坐，从前发际正中直上量3横指处即是。

【保健按摩】每天坚持揉按囟会100~200下，可改善和辅助治疗头痛、眩晕、癫痫、鼻窦炎等疾病。

上星 GV 23

【主　治】头风，眩晕，面浮虚，目睛痛，近视，角膜炎，视神经萎缩，鼻炎，鼻出血，鼻息肉，鼻痛，癫狂，痫症。

【定位取穴】在头部正中线上，前发际正中直上1寸。

【简易找穴】正坐，前发际正中直上量1横指处即是。

【保健按摩】用指腹压按上星，每次100~200下，可辅助治疗各种头痛、头晕、目眩、目赤疼痛以及鼻窦炎、鼻出血等疾病。

神庭 GV 24

【主　治】头痛，耳源性眩晕，目赤肿痛，急性结膜炎，泪囊炎，鼻出血，惊悸，失眠，癫痫，高血压。

【定位取穴】在头部正中线上，前发际正中直上0.5寸。

【简易找穴】正坐，从前发际正中直上量1横指，拇指指甲中点处即是。

【保健按摩】用指尖掐按神庭，每次100~200下，可缓解和调理由感冒或晕车、晕船引起的头昏、呕吐等症状。

素髎 GV 25

【主　治】鼻塞，鼻出血，鼻渊，鼻息肉，酒渣鼻，小儿惊厥，低血压，休克。

【定位取穴】在面部，鼻尖的正中央。

【简易找穴】正坐或仰卧，面部鼻尖正中央即是。

【保健按摩】长期坚持按揉素髎，每天100~200下，可以缓解鼻炎。同时，素髎也是急救穴，比如小儿昏迷、癫痫发作时可按压此穴。

人中 GV 26

【主　治】口眼部诸肌痉挛，齿痛，鼻塞，鼻出血，休克，癫痫，颈项强痛，急性腰扭伤。

【定位取穴】在面部，人中沟的上1/3与中1/3交点处。

【简易找穴】仰卧，面部人中沟上1/3处即是。

【保健按摩】掐人中是最常用的急救措施之一，患者病情较重要立刻送医院。

兑端 GV 27

【主　治】癫狂，齿龈肿痛，口㖞，鼻出血。

【定位取穴】在面部，上唇结节的中点。

【简易找穴】仰卧，面部人中沟下端的皮肤与上唇的交界处即是。

【保健按摩】齿龈痛、鼻塞时，可用指腹揉按兑端缓解症状。

龈交 GV 28

【主　治】牙龈肿痛，牙关不开，口噤，齿出血，鼻渊，鼻出血，鼻塞，目翳，目赤疼痛，面颊赤肿，痔疾，癫狂，痫证，腰痛，黄疸，心烦，心痛。

【定位取穴】在上唇内，上唇系带与上牙龈的交点。

【简易找穴】唇内的正中线上，上唇系带与上牙龈相接处即是。

【保健按摩】每天用舌头刺激龈交，有促进体内水分循环，预防下半身水肿的作用。

印堂 GV 29

【主　治】头痛，头晕，鼻渊，鼻出血，目赤肿痛，呕吐，产妇血晕，子痫，急慢惊风，不寐，颜面疔疮，三叉神经痛。

【定位取穴】在头部，两眉毛内侧端中间的凹陷中。

【简易找穴】两眉头连线中点处即是。

【保健按摩】若头痛、失眠、血压升高，可用指腹点按印堂 100~200 下，长期坚持会有良好的效果。

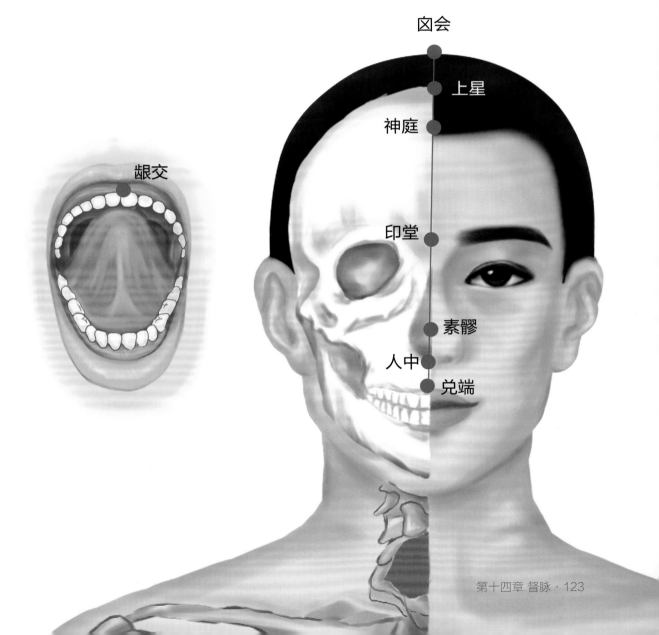

囟会

上星

神庭

印堂

素髎

人中

兑端

龈交

第十五章 经外奇穴

经外奇穴大多不在经络上，但它们有特殊的功效，都是在实际治疗中取得很好疗效的穴位，是前人的实践总结，是经验效穴。

头颈部奇穴

四神聪 EX-HN 1

【主　治】头痛，眩晕，失眠，健忘，癫痫。

【定位取穴】在头部，百会前、后、左、右各旁开 1 寸，共 4 穴。

【简易找穴】先找百会，其前、后、左、右各量 1 横指处即是，共 4 穴。

【保健按摩】当头痛或头昏脑涨时，可点揉四神聪，以减轻症状。

当阳 EX-HN 2

【主　治】头痛，眩晕，感冒，鼻塞，目赤肿痛。

【定位取穴】在头部，瞳孔直上，前发际上 1 寸。

【简易找穴】直视前方，沿瞳孔垂直向上，自发际直上 1 横指处即是。

【保健按摩】以指腹按压当阳，每次 100~200 下，长期坚持可改善头痛、眩晕、失眠等症状。

鱼腰 EX-HN 3

【主　治】眉棱骨痛，眼睑下垂，目赤肿痛，口眼㖞斜，目翳。

【定位取穴】在额部，瞳孔直上，眉毛中。

【简易找穴】直视前方，从瞳孔直上眉毛中即是。

【保健按摩】经常用指腹揉按鱼腰，每次 100~200 下，长期坚持可缓解眼疲劳。

太阳 EX-HN 4

【主　治】头痛，偏头痛，感冒，眩晕，牙痛，目赤肿痛，三叉神经痛，面神经麻痹，急性结膜炎，睑腺炎。

【定位取穴】在头部，眉梢与目外眦之间，向后约 1 寸的凹陷中。

【简易找穴】眉梢与目外眦连线中点向后 1 横指，触及一凹陷处即是。

【保健按摩】每天用指腹揉按太阳 100~200 下，可以促进人体新陈代谢，健脑提神，消除疲劳。

耳尖 EX-HN 5

【主　治】目赤肿痛，目翳，偏正头痛，颜面疔疮，高热，急性结膜炎，角膜炎，沙眼，睑腺炎，咽喉肿痛。

【定位取穴】在耳区，外耳轮的最高点。

【简易找穴】坐位，将耳郭折向前方，耳郭上方尖端处即是。

【保健按摩】掐压耳尖，每次 100 下，能防治睑腺炎。

球后 EX-HN 6

【主　治】视神经炎，视神经萎缩，视网膜色素变性，青光眼，早期白内障，近视。

【定位取穴】在面部，眶下缘外 1/4 与内 3/4 交界处。

【简易找穴】把眼眶下缘分成 4 等份，外 1/4 处即是。

【保健按摩】用指腹揉按球后，以有酸、胀、痛感为宜，每天 100~200 下，可辅助治疗视神经炎、内斜视、青光眼等。

上迎香 EX-HN 7

【主　治】头痛，鼻塞，鼻中息肉，迎风流泪，鼻炎，鼻旁窦炎。

【定位取穴】在面部，鼻翼软骨与鼻甲的交界处，近鼻唇沟上端处。

【简易找穴】沿鼻侧鼻唇沟向上推，上端尽头凹陷处即是。

【保健按摩】长期坚持按摩上迎香，可改善鼻部不适症状。

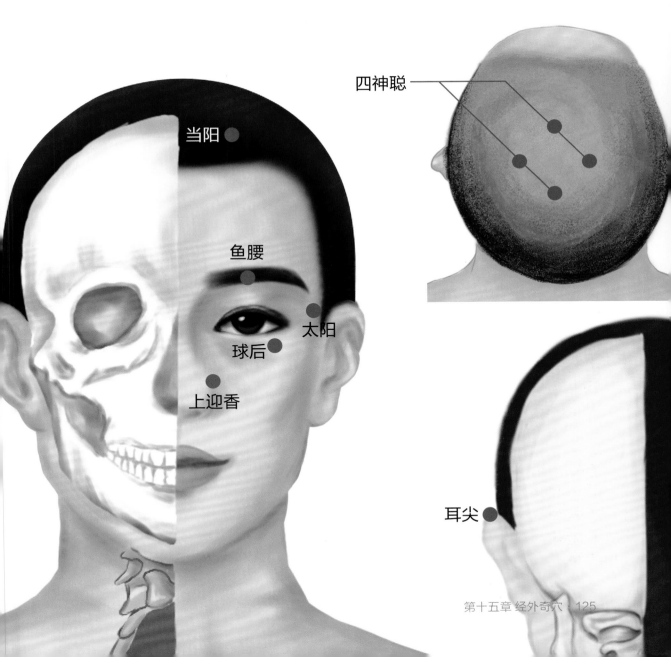

四神聪

当阳

鱼腰

太阳

球后

上迎香

耳尖

内迎香 EX-HN 8

【主　治】晕厥，目赤肿痛，中暑，鼻痒，鼻塞，咽喉肿痛，头痛，鼻渊，喉痹，眩晕，鼻炎，急性结膜炎。

【定位取穴】在鼻孔内，当鼻翼软骨与鼻甲交界的黏膜处。

【简易找穴】正坐仰靠，在鼻孔内，当鼻翼软骨与鼻甲交界的黏膜处即是。

【保健按摩】坚持点按内迎香对应的位置，每次 100 下，可以使鼻部保持通畅，预防鼻炎。

聚泉 EX-HN 9

【主　治】哮喘，咳嗽，消渴，舌肌麻痹，吐舌，味觉减退。

【定位取穴】在口腔内，舌背正中缝的中点处。

【简易找穴】正坐，张口伸舌，舌背正中缝的中点处即是。

【保健按摩】常用舌头刺激聚泉，可维护口腔的正常功能。

海泉 EX-HN 10

【主　治】呕吐，重舌肿胀，呃逆，喉闭，腹泻，消渴。

【定位取穴】在口腔内，舌下系带中点处。

【简易找穴】正坐，张口，舌转卷向后方，舌下系带中点处即是。

【保健按摩】经常用舌头刺激海泉，可预防口角炎、口腔溃疡、牙龈炎等口腔疾病。

金津 EX-HN 11

【主　治】口疮，舌强，舌肿，呕吐，消渴。

【定位取穴】在口腔内，舌下系带左侧的静脉上。

【简易找穴】伸出舌头，舌底面，系带左侧的静脉上即是。

【保健按摩】经常用舌头刺激金津，可使口唇润泽，促进口腔疾病康复。

玉液 EX-HN 12

【主　治】口疮，舌强，舌肿，呕吐，消渴。

【定位取穴】在口腔内，舌下系带右侧的静脉上。

【简易找穴】伸出舌头，舌底面，系带右侧的静脉上即是。

【保健按摩】经常用舌头刺激玉液，可预防口腔疾病，维护口腔正常生理功能。

翳明 EX-HN 13

【主　治】头痛，眩晕，目疾，耳鸣，失眠。

【定位取穴】在项部，翳风后 1 寸。

【简易找穴】将耳垂向后按，正对耳垂边缘凹陷，再向后 1 横指处即是。

【保健按摩】用指尖揉按翳明，每次 100 下，可缓解耳聋、耳鸣带来的不适症状。

颈百劳 EX-HN 14

【**主　治**】颈项强痛，咳嗽，气喘，咯血，百日咳，骨蒸潮热，盗汗，瘰疬。

【**定位取穴**】在颈部，第 7 颈椎棘突直上 2 寸，后正中线旁开 1 寸。

【**简易找穴**】低头，颈背交界椎骨高突处椎体，直上 3 横指，再旁开 1 横指处即是。

【**保健按摩**】用指腹按压颈百劳，每次 100~200 下，长期坚持可辅助治疗支气管炎、颈椎病等疾病。

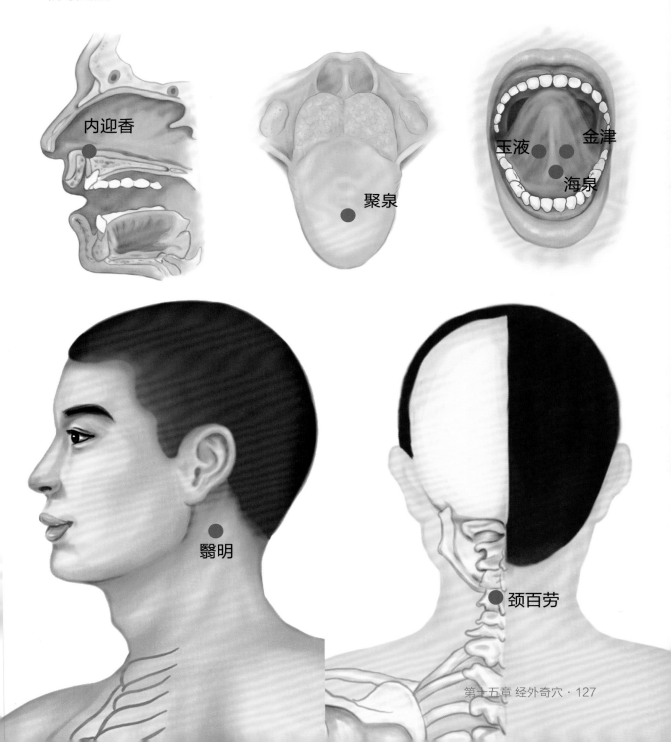

胸腹部、背部奇穴

子宫 EX-CA1

【主　治】阴挺，月经不调，痛经，崩漏，不孕。

【定位取穴】在下腹部，脐中下 4 寸，前正中线旁开 3 寸。

【简易找穴】耻骨联合中点上缘上 1 横指，旁开 4 横指处即是。

【保健按摩】用指腹轻揉子宫，每次 100 下，长期坚持可调理女性不孕、子宫脱垂、痛经、崩漏、月经不调等生殖系统疾病。

定喘 EX-B 1

【主　治】哮喘，咳嗽，支气管炎，支气管哮喘，百日咳，肩背痛，肩关节软组织损伤，落枕，荨麻疹，上肢瘫痪，上肢麻痹。

【定位取穴】在脊柱区，横平第 7 颈椎棘突下，后正中线旁开 0.5 寸。

【简易找穴】低头，颈背交界椎骨高突处椎体下，旁开半横指处即是。

【保健按摩】哮喘不止时，可以点按定喘来缓解症状。

夹脊 EX-B 2

【主　治】咳嗽，喘息，消化系统疾病，神经衰弱。

【定位取穴】在脊柱区，第 1 胸椎至第 5 腰椎棘突下两侧，后正中线旁开 0.5 寸，一侧 17 穴。

【简易找穴】低头，颈背交界椎骨高突处椎体，向下推共有 17 个椎体，旁开半横指处即是。

【保健按摩】经常捏夹脊，可强身健体，消除疲劳。

胃脘下俞 EX-B 3

【主　治】胃痛，腹痛，胸胁痛，消渴，呕吐，咽喉干燥，腹痛呕逆，肋间神经痛。

【定位取穴】在背部，横平第 8 胸椎棘突下，后正中线旁开 1.5 寸。

【简易找穴】两侧肩胛下角连线与后正中线相交处，向下推 1 个椎体，下缘旁开 2 横指处即是。

【保健按摩】经常按摩胃脘下俞，可以辅助治疗胰腺炎。

痞根 EX-B 4

【主　治】痞块，腰痛，胃痉挛，胃炎，胃扩张，肝炎，肝脾肿大，腰肌劳损，肾下垂，肠炎。

【定位取穴】在腰部，横平第 1 腰椎棘突下，后正中线旁开 3.5 寸。

【简易找穴】肚脐水平线与后正中线交点向上推 1 个椎体，在其棘突下，旁开 3.5 寸处即是。

【保健按摩】用指腹揉按痞根，每次 100~200 下，长期坚持可以辅助治疗腰脊强痛、腰肌劳损、胃下垂等。

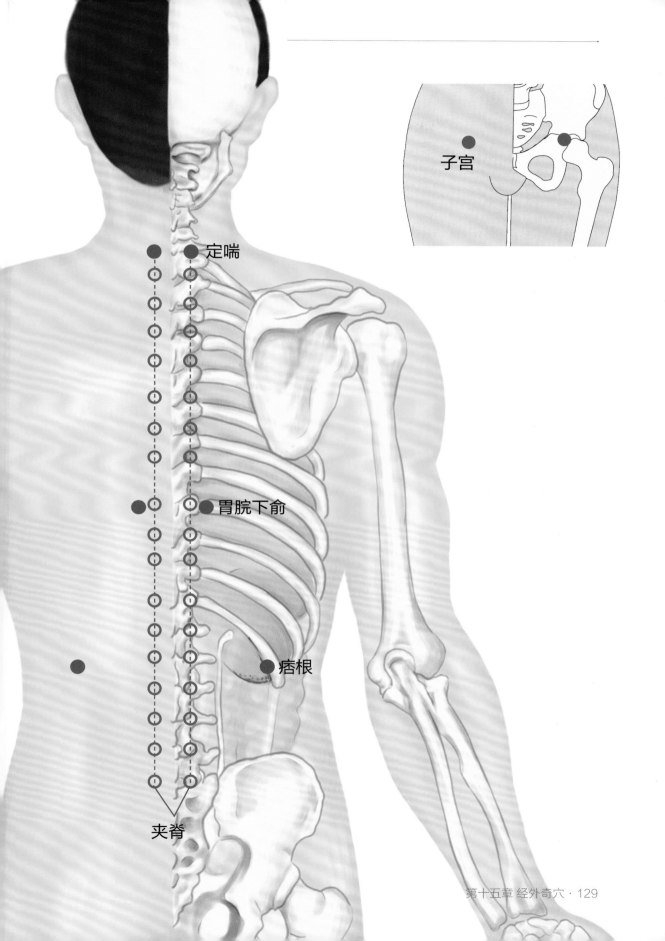

子宫

定喘

胃脘下俞

痞根

夹脊

下极俞 EX-B 5

【主　治】腹痛，腰痛，泄泻，膀胱炎，肠炎，下肢酸痛，小便不利，遗尿，膀胱寒，腹泻。

【定位取穴】在腰部，第 3 腰椎棘突下。

【简易找穴】两侧髂前上棘连线与脊柱交点，向上推 1 个椎体，下缘凹陷处即是。

【保健按摩】坚持敲打下极俞，可防治腰背酸痛、腰肌劳损、阳痿等症。

腰宜 EX-B 6

【主　治】妇人血崩，腰痛，脊柱肌痉挛，腰脊疼痛。

【定位取穴】在腰部，横平第 4 腰椎棘突下，后正中线旁开约 3 寸凹陷中。

【简易找穴】俯卧，两侧髂前上棘连线与脊柱交点，旁开 4 横指凹陷处即是。

【保健按摩】按揉腰宜，以小腹舒适为宜，每次 100 下，长期坚持可辅助治疗睾丸炎、肾炎等生殖系统疾病。

腰眼 EX-B 7

【主　治】腰痛，月经不调，带下。

【定位取穴】在腰部，横平第 4 腰椎棘突下，后正中线旁开约 3.5 寸凹陷中。

【简易找穴】俯卧，两侧髂前上棘水平线与脊柱交点，旁开约 1 横掌凹陷处即是。

【保健按摩】经常按揉腰眼，可防治腰肌劳损。

十七椎 EX-B 8

【主　治】腰腿痛，下肢瘫痪，崩漏，月经不调。

【定位取穴】在腰部，当后正中线上，第 5 腰椎棘突下凹陷中。

【简易找穴】两侧髂前上棘水平线与脊柱交点，向下推 1 个椎体，其棘突下即是。

【保健按摩】经常用指腹揉按十七椎，有利于腰部骨骼强健，预防骨关节疾病。

腰奇 EX-B 9

【主　治】癫痫，头痛，失眠，便秘。

【定位取穴】在骶部，尾骨端直上 2 寸，骶角之间凹陷中。

【简易找穴】顺着脊柱向下触，尾骨端直上 3 横指凹陷处即是。

【保健按摩】用掌侧擦揉腰奇，每次 100 下，长期坚持可辅助治疗痔疮、便血。

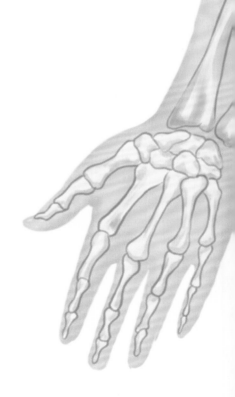

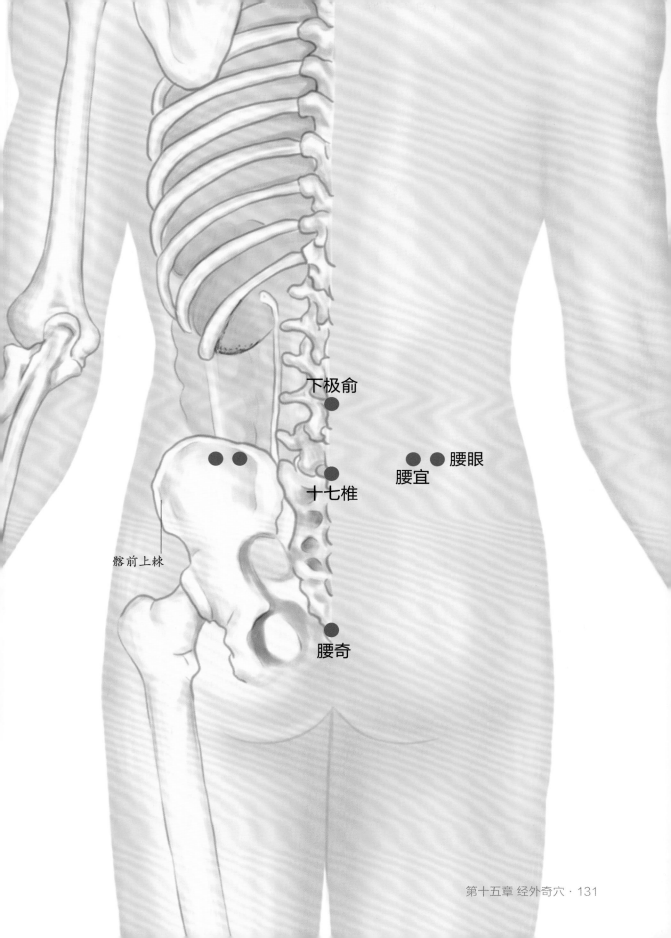

下极俞

腰眼
腰宜

十七椎

髂前上棘

腰奇

上肢奇穴

肘尖 EX-UE 1

【主 治】瘰疬，痈疽，肠痛，痈疔，疔疮，痈肿。

【定位取穴】在肘后部，尺骨鹰嘴的尖端。

【简易找穴】屈肘，摸到肘关节的最尖端处即是。

【保健按摩】感觉喉咙痰多、身上肿胀时，按摩肘尖，不适症状可得到缓解。

二白 EX-UE 2

【主 治】痔疾，脱肛，前臂痛，胸胁痛，肠痛，瘰疬。

【定位取穴】在前臂前区，腕掌侧远端横纹上4寸，桡侧腕屈肌腱的两侧，一肢2穴。

【简易找穴】握拳，拇指侧一筋凸起，腕横纹直上6横指处，与筋交点两侧即是。

【保健按摩】二白可以调和气血，经常按摩此穴可以辅助治疗痔疮、脱肛等。

中泉 EX-UE 3

【主 治】心痛，腹中气痛，癔症，中风。

【定位取穴】在前臂后区，腕背侧远端横纹上，指总伸肌腱桡侧凹陷中。

【简易找穴】手用力稍屈，总伸肌腱与腕背横纹交点靠拇指侧的凹陷处即是。

【保健按摩】经常用指腹揉按中泉，每次100~200下，能辅助治疗支气管炎、哮喘等病症。

中魁 EX-UE 4

【主 治】噎膈，呕吐，食欲不振，呃逆，鼻出血，牙痛，白癜风。

【定位取穴】在手指，中指背面，近侧指间关节的中点处。

【简易找穴】中指背侧靠近心脏端的指骨间关节中点处即是。

【保健按摩】打嗝、呕吐时，可用力压按中魁，缓解不适。

大骨空 EX-UE 5

【主 治】目痛，目翳，白内障，鼻出血，吐泻。

【定位取穴】在手指，拇指背面，指间关节的中点处。

【简易找穴】抬臂俯掌，拇指指关节背侧横纹中点处即是。

【保健按摩】急性鼻出血、急性胃肠炎发作时，可用指尖掐按大骨空。

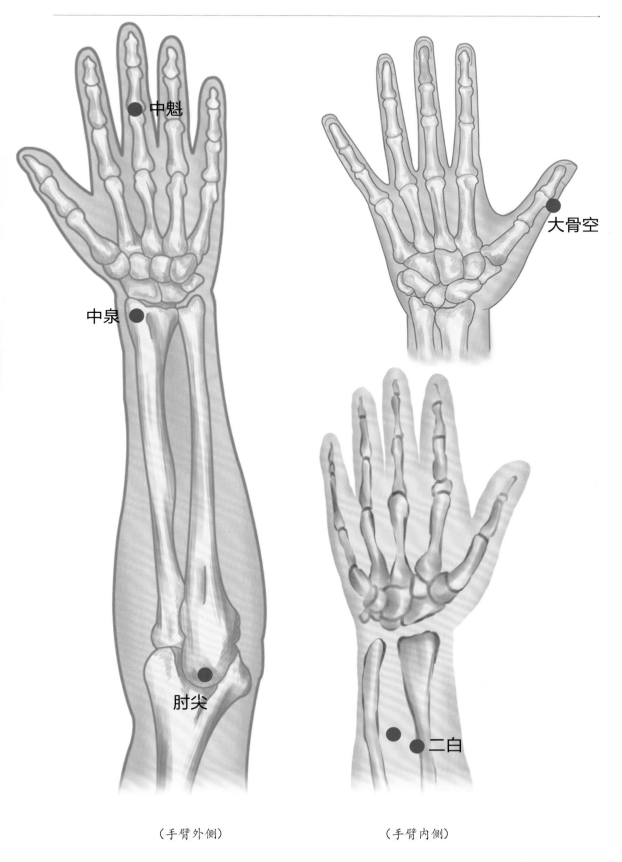

中魁

中泉

肘尖

大骨空

二白

（手臂外侧）

（手臂内侧）

小骨空 EX-UE 6

【主　治】目疾，耳聋，喉痹，指痛。

【定位取穴】在手指，小指背面，近端指间关节的中点处。

【简易找穴】小指背侧第 2 指骨关节横纹中点处即是。

【保健按摩】每天坚持按摩小骨空 100 下，可以辅助治疗目疾、迎风流泪等。

腰痛点 EX-UE 7

【主　治】腰腿痛，扭伤。

【定位取穴】在手背，第 2、3 掌骨间及第 4、5 掌骨间，腕背侧远端横纹与掌指关节中点处，一侧 2 穴。

【简易找穴】手背第 2、3 掌骨间及第 4、5 掌骨间，掌骨长度中点处即是。

【保健按摩】针刺腰痛点对治疗腰扭伤效果明显，但必须由专业医师操作。掐按腰痛点，也可缓解扭伤带来的不适。

外劳宫 EX-UE 8

【主　治】消化不良，腹泻便溏，小儿急慢惊风，落枕，指不能伸，指掌麻痹。

【定位取穴】在手背，第 2、3 掌骨间，掌指关节后 0.5 寸（指寸）凹陷中。

【简易找穴】手背第 2、3 掌骨间，从掌指关节向后半横指处即是。

【保健按摩】每天坚持用力按揉外劳宫 100~200 下，可缓解颈项疼痛。

八邪 EX-UE 9

【主　治】手背肿痛，手指麻木，烦热，目痛，毒蛇咬伤。

【定位取穴】在手背，第 1~5 指间，指蹼缘后方赤白肉际处，左右共 8 穴。

【简易找穴】手背，两手第 1~5 指间各手指根部之间，皮肤颜色深浅交界处即是。

【保健按摩】用指腹用力按揉八邪，每次 50 下，可缓解手指麻木。

四缝 EX-UE 10

【主　治】小儿疳积，小儿消化不良，小儿腹泻，肠虫症，蛔虫症，肠蛔虫症，百日咳，咳喘，气喘，咳嗽，手指关节炎，羸瘦虚弱。

【定位取穴】在手指，第 2~5 指掌面的近侧指间关节横纹的中央，一手 4 穴。

【简易找穴】手掌侧，第 2~5 指近指关节中点处即是。

【保健按摩】常给小儿拿捏四缝，可以改善小儿消化不良状况，增强体质。

十宣 EX-UE 11

【主　治】昏迷，晕厥，中暑，热病，小儿惊厥，咽喉肿痛，指端麻木，癫狂，癔症。

【定位取穴】在手指，十指尖端，距指甲游离缘 0.1 寸（指寸），左右共 10 穴。

【简易找穴】仰掌，十指微屈，手十指尖端，距指甲游离缘尖端 0.1 寸处即是。

【保健按摩】生气时，可用指甲掐十宣，有开窍醒神、清热散结的作用。

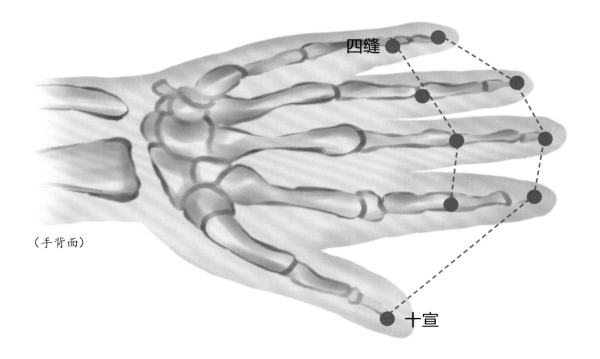

四缝

（手背面）

十宣

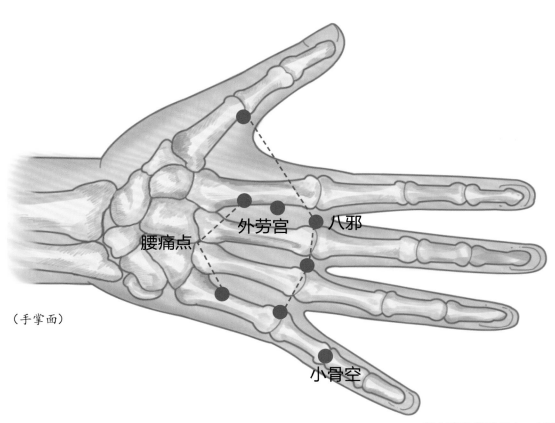

腰痛点

外劳宫

八邪

（手掌面）

小骨空

下肢奇穴

髋骨 EX-LE 1

【主　治】腿痛，历节风痛，膝红肿痛，下肢瘫痪。

【定位取穴】在股前区，梁丘两旁各 1.5 寸，一侧 2 穴。

【简易找穴】膝关节上，膝部正中骨头上缘正中凹陷处即是。

【保健按摩】经常用指腹揉按髋骨，每次 100 下，长期坚持可以强健腿部肌肉，预防腿部疾病。

鹤顶 EX-LE 2

【主　治】膝痛，足胫无力，瘫痪，脚气，膝关节炎，鹤膝风。

【定位取穴】在膝前区，髌底中点的上方凹陷处。

【简易找穴】正坐垂足，膝部正中骨头上缘正中凹陷处即是。

【保健按摩】常用指腹揉按鹤顶，每次 100 下，可辅助治疗膝关节疼痛。

百虫窝 EX-LE 3

【主　治】风湿痒疹，下部生疮，风疹，荨麻疹，虫积，蛔虫病。

【定位取穴】在股前区，髌底内侧端上 3 寸。

【简易找穴】屈膝，血海上 1 横指处即是。

【保健按摩】用拇指指尖按揉百虫窝，每次 100~200 下，长期坚持可预防各种皮肤瘙痒性疾病。

内膝眼 EX-LE 4

【主　治】膝痛，脚气，腿脚重痛。

【定位取穴】在膝部，髌韧带内侧凹陷处的中央。

【简易找穴】在髌韧带两侧凹陷处，处于内侧的称内膝眼。

【保健按摩】坚持按摩内膝眼可辅助治疗膝关节炎、膝部神经痛或麻木等运动系统疾病。

外膝眼 EX-LE 5

【主　治】膝中疼痛，脚气，下肢痿痹，损伤性膝关节痛，膝关节及其周围软组织炎。

【定位取穴】在髌韧带两侧凹陷处，处于外侧的称外膝眼。

【简易找穴】坐位，微伸膝关节，膝盖下左右两个凹窝，处于外侧的即是。

【保健按摩】坚持揉按外膝眼，可以辅助治疗膝关节及其周围软组织炎。

胆囊 EX-LE 6

【主　治】急、慢性胆囊炎，胆石症，胆道蛔虫症，下肢麻痹或瘫痪。

【定位取穴】在小腿外侧，腓骨小头直下 2 寸。

【简易找穴】小腿外侧上部，阳陵泉直下 2 横指处即是。

【保健按摩】胆囊炎发作时，可用指腹点压胆囊 100 下。

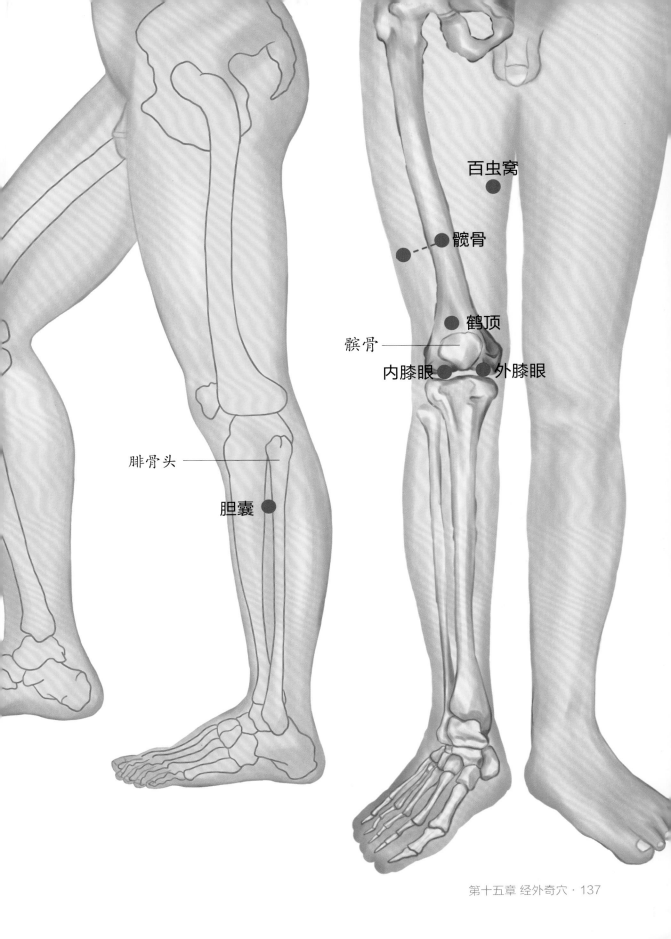

百虫窝

髋骨

鹤顶

髌骨

内膝眼　　外膝眼

腓骨头

胆囊

阑尾 EX-LE 7

【主　治】急、慢性阑尾炎，下肢麻痹，下肢痿痹，瘫痪，足下垂，胃炎，消化不良。

【定位取穴】在小腿外侧，髌韧带外侧凹陷下 5 寸，胫骨前嵴外 1 横指(中指)。

【简易找穴】足三里向下 2 横指处即是。

【保健按摩】阑尾发炎时，常在阑尾处出现明显压痛点，用指腹点揉 100~200 下，可缓解疼痛。

内踝尖 EX-LE 8

【主　治】小儿重舌，转筋，齿痛，扁桃体炎。

【定位取穴】踝区，内踝的最凸起处。

【简易找穴】正坐垂足，内踝之最高点处即是。

【保健按摩】牙痛时，用指腹压揉内踝尖，可缓解疼痛。

外踝尖 EX-LE 9

【主　治】淋病，脚气，牙痛，白虎历节风痛，小腿外侧肌群痉挛。

【定位取穴】在踝区，外踝的最凸起处。

【简易找穴】正坐垂足，外踝之最高点处即是。

【保健按摩】长期坚持用指腹揉按外踝尖，可以辅助治疗脚气。

八风 EX-LE 10

【主　治】足跗肿痛，毒蛇咬伤，脚气，趾痛。

【定位取穴】在足背，第 1~5 趾间，趾蹼缘后方赤白肉际处，左右共 8 穴。

【简易找穴】足 5 趾各趾间缝纹头尽处即是。

【保健按摩】经常点揉八风，可以促进足部血液循环，维护足部正常生理功能。

独阴 EX-LE 11

【主　治】胃脘疼痛，呕吐，胞衣不下，月经不调。

【定位取穴】在足底，第 2 趾的跖侧远端，趾间关节的中点。

【简易找穴】仰足，第 2 足趾掌面远端，趾关节横纹中点处即是。

【保健按摩】拿捏独阴，以有酸胀感为宜，每次 100~200 下，可以辅助治疗胸胁痛、月经不调等症。

气端 EX-LE 12

【主　治】脚气，足趾麻痹，足痛，脚背红肿，手足瘛疭，中风，腹痛等，并可用于急救。

【定位取穴】在足趾，十趾端的中央，距趾甲游离缘 0.1 寸(指寸)，左右共 10 穴。

【简易找穴】正坐垂足，足十趾尖端趾甲游离尖端即是。

【保健按摩】中风、脑血管意外引起昏迷时，可刺激其足趾的 10 个气端，有助于病人在短时间内苏醒。

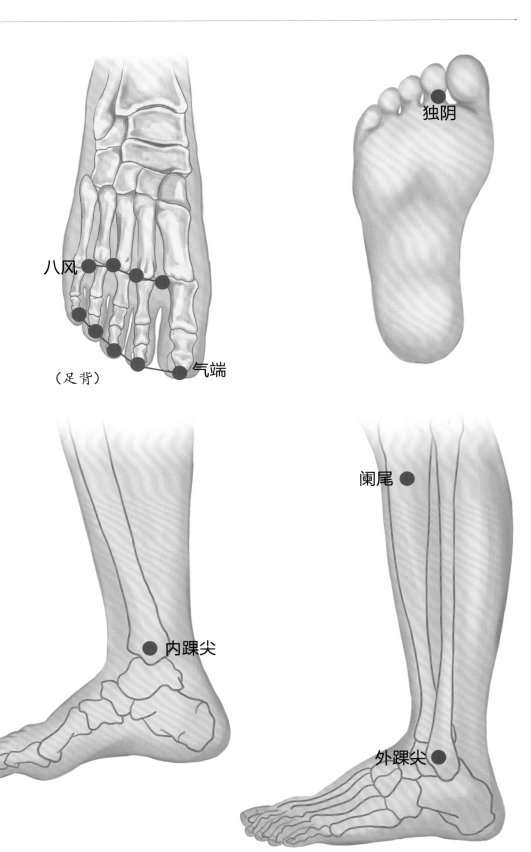

八风

气端

（足背）

独阴

阑尾

内踝尖

外踝尖

常见疾病的按摩保健法

糖尿病

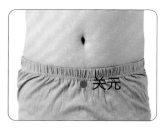

用指腹按揉腹部关元 2 分钟。

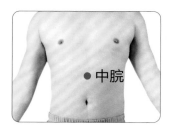

用指腹按揉中脘 2 分钟。

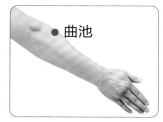

用牙签刺激曲池，左右穴各 2 分钟。

高血压

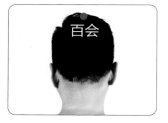

用指腹向下按压百会 1 分钟。

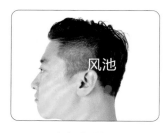

用双手大拇指按揉风池 1 分钟。

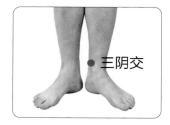

用大拇指点按三阴交，左右穴各 2 分钟。

高脂血症

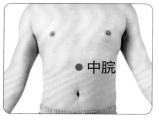

用指腹按压中脘 2 分钟。

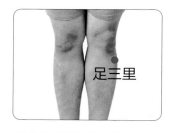

用指腹按揉足三里，左右穴各 1 分钟。

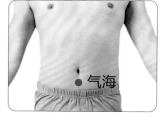

用大拇指指腹按揉气海，1 分钟。

便秘

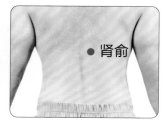

用大拇指按揉腰部肾俞，左右穴各 2 分钟。

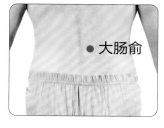

用大拇指指腹按揉大肠俞，左右穴各 1 分钟。

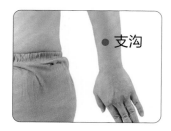

用大拇指指腹揉按支沟，左右穴各 1 分钟。

腹泻	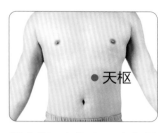	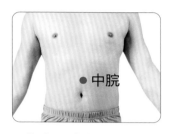	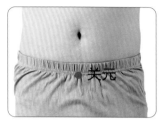
	用食指、中指和无名指按压天枢 2 分钟。	用指腹顺时针方向按揉中脘 2 分钟。	用双手食指指腹重叠用力按揉关元 2 分钟。
痔疮	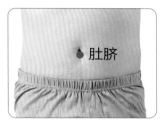	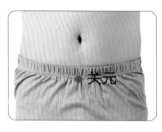	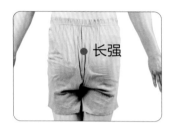
	用掌根以顺时针方向摩擦肚脐周围以及下腹部 2 分钟。	用大拇指按揉关元 2 分钟。	用指腹用力按揉长强 1~3 分钟。
慢性支气管炎	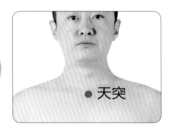	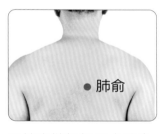	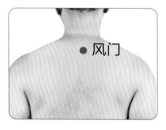
	用食指轻轻按压天突 2 分钟。	用健康槌轻轻叩击肺俞，左右各 1 分钟。	用指腹按压风门 2 分钟。
慢性胃炎	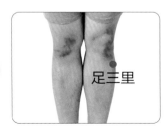	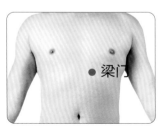	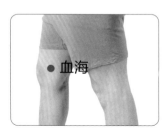
	用拇指指端用力按压足三里，左右穴各 2 分钟。	用指腹按压梁门，并顺时针方向旋转按压。	用脂腹用力按压血海，左右穴各 2 分钟。

胃下垂

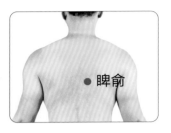

用拇指同时点按两侧脾俞2分钟。

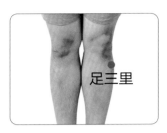

用拇指按压足三里，左右穴各2分钟。

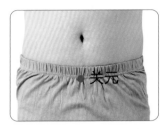

用拇指按压关元2分钟。

头痛

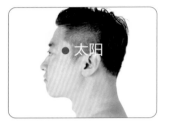

用双手拇指同时按揉太阳2分钟。

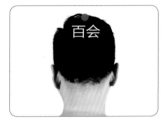

用食指向按揉百会2分钟。

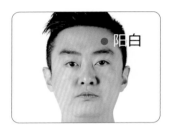

用双手拇指同时按揉阳白1分钟。

失眠

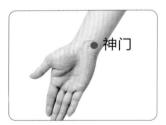

用大拇指指腹按揉神门，左右穴各1分钟。

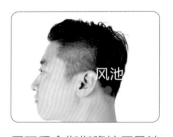

用双手食指指腹按压风池2分钟。

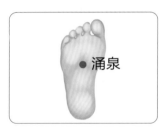

用大拇指推按涌泉，左右穴各1分钟。

感冒

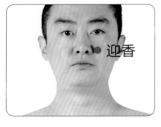

用双手大鱼际擦动迎香1分钟。

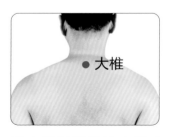

用中间三指擦动大椎1分钟。

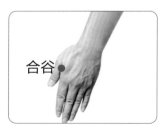

用大拇指指尖掐压合谷，左右各1分钟。

耳鸣

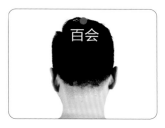

用手掌按揉百会 1 分钟。

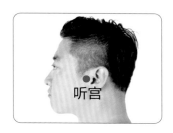

用双手食指指腹按压听宫 1 分钟。

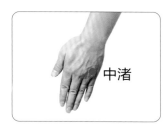

用大拇指指腹按揉中渚 1 分钟。

鼻炎

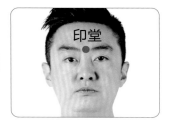

用拇指指腹按揉印堂穴 1 分钟。

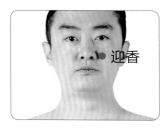

用双手的食指指腹搓按迎香 1 分钟。

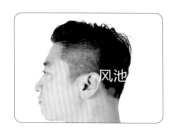

用双手食指指腹按压风池 1 分钟。

颈椎病

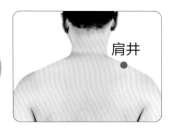

用双手中指指腹按揉肩井 1 分钟。

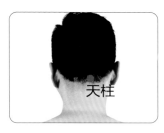

用大拇指和食指拿捏天柱，左右穴各 1 分钟。

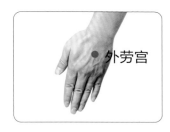

用指腹点按外劳宫，左右穴各 1 分钟。

肩周炎

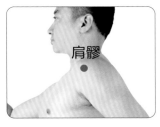

用指腹点按肩髎，左右穴各 1 分钟。

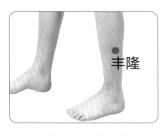

用大拇指和食指指腹揉捏丰隆，左右穴各 1 分钟。

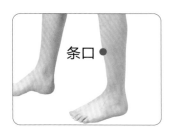

用指关节按揉条口，左右穴各 1 分钟。

图书在版编目（CIP）数据

人体经络穴位图册：精绘大图版/马增斌主编 . — 北京：
中国轻工业出版社，2023.5

ISBN 978-7-5184-3127-4

Ⅰ . ①人… Ⅱ . ①马… Ⅲ . ①经络－图集②穴位－图
集 Ⅳ . ① R224.4-64

中国版本图书馆 CIP 数据核字 (2020) 第 143405 号

责任编辑：巴丽华　付　佳　　　　责任终审：张乃柬　　　　封面设计：奥视读乐
版式设计：奥视读乐　　　　　　　责任校对：朱燕春　　　　责任监印：张京华

出版发行：中国轻工业出版社（北京东长安街 6 号，邮编：100740）
印　　　刷：北京博海升彩色印刷有限公司
经　　　销：各地新华书店
版　　　次：2023 年 5 月第 1 版第 5 次印刷
开　　　本：787×1092　　1/16　　印张：9
字　　　数：130 千字
书　　　号：ISBN 978-7-5184-3127-4　　　定价：49.80 元
邮购电话：010-65241695
发行电话：010-85119835　　传真：85113293
网　　　址：http://www.chlip.com.cn
Email：club@chlip.com.cn
如发现图书残缺请与我社邮购联系调换
230560S2C105ZBQ